酒精相关障碍的
诊断与治疗指南

Guideline for Diagnosis and Treatment of Alcohol-Related Disorders

主编 郝伟

U0294866

人民卫生出版社
PEOPLE'S MEDICAL PUBLISHING HOUSE

前言

人类饮酒的历史源远流长。虽然人们对酒在人类社会以及健康中的作用一直存有不同的观点，但近几十年来，人们日益形成如下共识：虽然所谓的"适量饮酒"对某些特定人群的某些特定疾病（如心血管疾病）可能具有一定的保护作用，但从整体上看，饮酒（尤其是过度饮酒）对个体身心健康的害处远远超过其有限的益处。

酒精是早已公认的成瘾物质。酒滥用和酒精依赖是当今世界严重的社会问题和医学问题。根据 WHO 的报告，饮酒与 64 种疾病的伤害有关，因饮酒而造成的疾病主要集中在肿瘤、心血管疾病、消化系统（包括肝脏）疾病、交通伤害、意外伤害、蓄意伤害等方面。Lancet 杂志公布 2010 年全球疾病总负担排行表明，从 1990~2010 年的 20 年间，在所有疾病风险因素中，饮酒已由原先的第六位快速攀升至第三位，仅次于高血压和吸烟。每年因饮酒造成 490 万人死亡，占全球总体残疾调整生命年（disability-adjusted life years，DALYs）的 5.5%。在全球 15~49 岁年龄组人群中，饮酒在疾病总负担排行中居第一位；在 50 岁以上人群的疾病总负担排行中，饮酒居第三位。

中国酒精相关问题的形势令人担忧。随着经济的发展，中国酒精饮料生产稳步增长，酒精饮料的消费增长速度比世界上其他任何地区都快，酒精相关的健康危害也进一步加剧。在 15 岁以上的人群中，人均年酒精消耗量在 1952 年为 0.4L 纯酒精，1978 年为 2.5L 纯酒精，2009 年上升至 4.88L 纯酒精。据世界卫生组织估计，在中国男性中，酒精使用障碍患病率为 6.9%，女性为 0.2%。与其他国家的情形相似，在中国过度饮酒不仅导致健康相关的损害如胃肠道溃疡、肝损害、末梢神经炎、心血管疾病等，还可导致大量的社会伤害，尤其是交通事故、犯罪、虐待儿童、家庭暴力及各种形式的伤害等。可以预计，饮酒相关问题很快将会成为我国重要的公共卫生问题之一。

近几十年来，人们对酒精相关障碍的认识取得很多进展。尽管精神科医师、内科医师对酒精相关问题的评估、诊断和处理需求很大，但遗憾的是，该领域在国内的专业书籍、刊物中较少涉及。本科生教育、毕业后继续教育也较少涉及酒精相关问题。专业培训滞后、诊疗技术薄弱、联络咨询不规范使得酒精相关问题的诊治、处理满足不了日益增长的社会需要。经与本领域一些重要的专家讨论，我们产生编写一本《酒精相关障碍的诊断与治疗指南》的想法。我们的总体构想是：①指南围绕酒精相关障碍这一主题，偏重临床实用性，但又对基础的进展有所涉及；②涉及的题

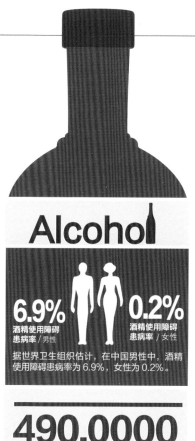

Alcohol

6.9%
酒精使用障碍
患病率 / 男性

0.2%
酒精使用障碍
患病率 / 女性

据世界卫生组织估计，在中国男性中，酒精使用障碍患病率为 6.9%，女性为 0.2%。

490,0000

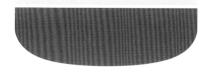

从 1990—2010 年的 20 年间，在所有疾病风险因素中，饮酒已由原先的第六位快速攀升至第三位，仅次于高血压和吸烟。每年因饮酒造成 490 万人死亡，占全球总体残疾调整生命年 (disability-adjusted life years, DALYs) 的 5.5%。

目既可以宏观（比如关于政策的调整、人群的预防等），也可以非常微观（比如关于生物学机制的讨论）；③在治疗及干预方面，除了介绍药物治疗的新进展之外，相对侧重于介绍在国外也已有实证基础的心理社会干预体系；④在回顾和普及现有知识的同时，启发新思路，拓宽新视野，以促进国内相关研究的开展。

我们希望该指南能够服务于各级精神科医师，同时对内科医师又能提供帮助。

本手册的编写自始至终得到世界卫生组织北京办事处、中国药物滥用防治协会、中华医学会精神病学分会的大力支持。孙洪强、汤宜朗、杨甫德、郝伟等教授起草了编写大纲；孙洪强所领导的团队还起草了临床路径；学术秘书周旭辉、杨艳清大夫协助主编做了大量的联络、编辑和校对等事务性工作。同时，灵北学院对编写工作给予了没有利益冲突的大力支持，在此一并感谢。

在编写过程中，我们召开了三次编委会议，各位编委对本书内容展开了充分的讨论并提出了许多建议。虽诚惶诚恐，但难免有不妥甚至谬误之处，诚请各位读者在使用中提出宝贵意见，使之日臻完善。

郝伟
2014 年元旦

酒精相关障碍的诊断与治疗指南

主 编

郝　伟　中南大学湘雅二医院

编 委（以姓氏拼音为序）

郝　伟　中南大学湘雅二医院

胡　建　哈尔滨医科大学

李　冰　北京大学医学部

李　静　四川大学华西医院

牛雅娟　北京回龙观医院

盛丽霞　首都医科大学附属北京安定医院

孙洪强　北京回龙观医院

汤宜朗　首都医科大学附属北京安定医院

王学义　河北医科大学

夏　炎　哈尔滨医科大学

杨甫德　北京回龙观医院

杨清艳　北京回龙观医院

张瑞岭　新乡医学院

赵　敏　上海交通大学医学院附属精神卫生中心

周旭辉　湖南省脑科医院

学术秘书

周旭辉　湖南省脑科医院

杨清艳　北京回龙观医院

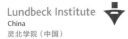

目录

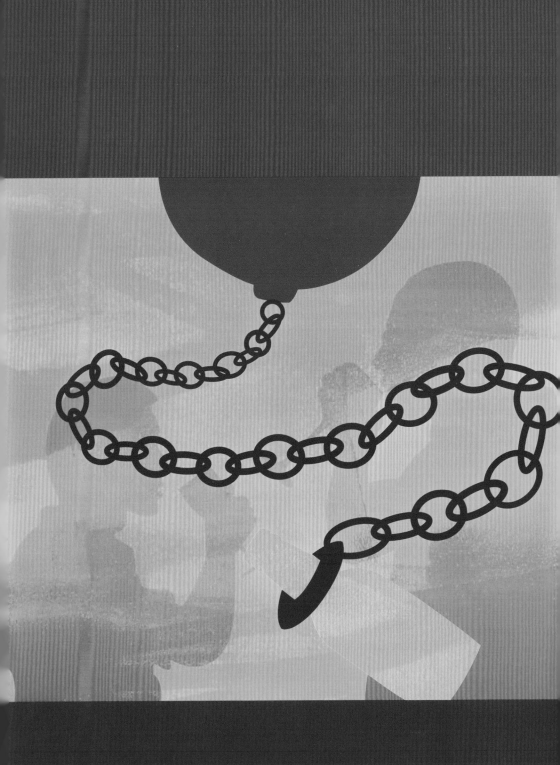

第一章 酒精有害使用和酒精依赖概述

第一节　基本概念

一、有害使用

有害使用是指由于反复使用成瘾物质导致了明显的不良后果，如不能完成重要的工作、学业，损害了躯体、心理健康，以及导致法律上的问题等。

有害使用（harmful use）与滥用（abuse）的概念类似，是一种适应不良行为。指由于反复使用成瘾物质导致了明显的不良后果，如不能完成重要的工作、学业，损害了躯体、心理健康，以及导致法律上的问题等。有害使用强调的是仅引起不良后果，没有导致明显的耐受性增加或戒断综合征，反之就是依赖综合征。

"国际疾病分类"第十版（International Statistical Classification of Disease and Related Health Problems. 10th ed. 简称 ICD-10）和"美国精神障碍分类系统"第四版（The Diagnostic and Statistical Manual of Mental Disorders. 4th ed. 简称 DSM-Ⅳ）的分类系统中对未达到依赖程度的使用障碍作了界定：在 ICD-10 中称为有害使用，在 DSM-Ⅳ中称为滥用。其中，ICD-10 所指的有害使用主要关注生理与心理伤害，而 DSM-Ⅳ所指的滥用同时关注对社会、法律和职业方面的影响。

二、依赖综合征

依赖综合征是指个体尽管明白使用成瘾物质会带来明显问题，但还在继续使用，自我用药的结果导致耐受性增加、戒断症状和强制性觅药行为。

依赖综合征（dependence syndrome）是一组有关认知、行为和生理学症状的组合，个体尽管明白使用成瘾物质会带来明显问题，但还在继续使用，自我用药的结果导致耐受性增加、戒断症状和强制性觅药行为（compulsive drug seeking behavior）。强制性觅药行为是指使用者不顾一切后果而冲动性使用药物，是自我失控的表现，并非人们常常理解的意志薄弱、道德败坏问题。

依赖可分为躯体依赖（也称生理依赖，physical dependence）和精神依赖（也称心理依赖，psychological dependence）。躯体依赖是反复用药所导致的一种适应状态，以致需要药物持续存在于体内，若中断就会产生戒断综合征，躯体依赖常随耐受性的形成而产生。精神依赖指对药物的强烈渴求（craving），以期获得用药后的特殊快感，呈现强制性觅药行为。

三、戒断综合征

戒断综合征（withdrawal syndrome）是停止使用药物或减少使用剂量或使用受体拮抗剂占据受体后所出现的特殊的、令人痛苦的心理生理症状群。机制是长期用药后突然停药所引起的适应性反跳（rebound）。不同药物的戒断综合征表现不同，一般表现为与所使用药物药理作用相反的症状和体征。如中枢神经系统（central nervous system，，CNS）抑制剂酒精，戒断后出现的是兴奋、不眠，甚至癫痫样发作等症状群。戒断综合征的严重程度与所用物质品种、剂量、使用时间、使用途径以及停药速度等有关。再次使用可迅速缓解戒断综合征。

ICD-10 中将戒断综合征描述为：在反复地、往往长时间和（或）高剂量地使用某种物质后绝对或相对戒断时出现的一组不同表现、不同程度的症状及体征。其发生及演变均有时间限制并与禁用前所使用物质的种类和剂量有关。戒断症状可伴有抽搐。尽管戒断症状是依赖综合征的指征之一，但如果这些戒断症状是就诊的原因或严重到需要紧急医疗处置的程度，则戒断症状应作为目前主要的疾病诊断依据。此外，有些精神症状（如焦虑、抑郁和睡眠等）也是戒断综合征中的常见特征。

四、耐受性

耐受性（tolerance）是指反复使用精神活性物质后，使用者必须增加剂量方能获得所需效果，或使用原来剂量达不到所需效果。机制是机体中枢神经系统受体数量和敏感性对长期反复使用精神活性物质而产生的适应现象。烟越抽越多、酒量越来越大就是这个道理。使用方式改变也是耐受性的表现，如从饮用低酒精含量的啤酒、红酒到高酒精含量的烈性酒等。

机体不仅对不同精神活性物质的耐受程度不同，而且对同一精神活性物质不同药理作用的耐受程度也不同。例如，机体对阿片类物质镇痛作用的耐受性产生较慢，但对其致欣快作用的耐受性则产生较快。耐受性将随着停止用药而逐渐消失，机体对药物又恢复到原来的敏感程度；此时若使用原来的剂量，就可造成严重中毒现象。中毒效应一般是中毒物质原有药理效应的延续，往往与剂量密切相关，存在量效反应曲线；持续时间较短，中毒效应随该物质消除而消失，只要不出现组织损害或其他并发症，可完全恢复。

交叉耐受性（cross tolerance）是指对某种药物产生了耐受性，往往对同类药理作用的药物敏感性降低。例如药物之间以及苯二氮䓬类药物与酒精之间、阿片类药物之间、巴比妥类药物之间均存在交叉耐受现象。

精神活性物质种类不同，其精神依赖性、躯体依赖性和耐受性有所不同。如阿片类物质的精神依赖性、躯体依赖性和耐受性均强，酒、巴比妥和苯二氮䓬类物质的躯体依赖性强，精神依赖性和耐受性次之；苯丙胺类物质的精神依赖性强，躯体依赖性和耐受性次之。

五、精神活性物质所致其他精神障碍

精神活性物质的使用除导致有害使用与依赖之外，还可导致急性中毒、精神病性障碍、人格障碍、情绪障碍、认知功能障碍等。

六、复发

复发（relapse）是指物质依赖者在脱毒治疗完成，保持了一段时间的戒断状态以后，又因为种种原因再次使用脱毒前所滥用的成瘾物质的过程。

复发（relapse）是指物质依赖者在脱毒治疗完成，保持了一段时间的戒断状态以后，又因为种种原因再次使用脱毒前所滥用的成瘾物质的过程。复发是一个过程，指患者保持戒断一段时间后，未能成功控制自己的饮酒行为，完全破坏自己制定的操守目标，再次回到酒精依赖状态。如果在戒断后偶尔尝试饮酒，并没有回到依赖状态，称之为偶饮（lapse）。如果偶饮后继续使用酒精，再次发展到依赖，则为复发。环境因素（与过去药物使用相关联的人、地点或事情）和应激等多种内外因素均可以触发强烈的渴求和引发复发，这些因素被称为高危情景。针对偶饮及高危因素进行干预是预防复发的重要内容。

第二节 酒精相关障碍的流行病学

一、世界范围酒精使用的流行病学趋势

在发达国家，尤其是东欧等国家，人均酒精消耗量最高。据 2011 年全球酒精使用报告显示，自 1990 年以来全球人均年纯酒精消耗量在 4.3~4.7L 左右。20 世纪 90 年代初期全球人均年纯酒精消耗量呈现下降趋势，但欧洲地区再次回升到 9.5L，美洲地区也稳定在 6.7L。而西太平洋地区在 20 世纪末人均年纯酒精消耗量是不断增加的，但之后稳定在 4.7L 左右。

酒精所致精神障碍已成为最常见的精神障碍。据世界卫生组织 2004 年估计，全球有饮酒者 20 亿人，其中约有 1.4 亿属于酒精依赖者。世界卫生组织的报告显示，各国成人的酒精依赖分布状况也不尽相同。在波兰、巴西和秘鲁等国家，酒精依赖终生患病率为 10%~12%。同时，各国研究均显示：酒精依赖者中男性多于女性。在德国、英国、瑞士、丹麦和瑞典等国家，男性慢性酒精中毒的终生患病率为 3%~5%，女性也接近 1%。美国普通人群中男性慢性酒精中毒的终生患病率高达 16%，女性为 6%。此外，西方国家酒精所致精神障碍的发病年龄逐年下降，男性平均为 22 岁，女性为 25 岁。与普通人群相比，信奉某些禁止饮酒的宗教（比如伊斯兰教、印度教和基督教新教）的人很少出现酒精滥用。在有大量穆斯林人口的北部非洲和南亚国家中，完全禁酒者最多。亚洲和东方人由于乙醛脱氢酶的特殊变异，出现过度饮酒及最终导致酒精相关障碍的风险较低。

饮酒是全球范围内导致死亡、伤残和疾病负担的主要原因之一。根据 2011 年全球酒精与健康状况报告的数据显示：全球每年大约有 250 万人的死因与酒精有关，超过了艾滋病、肺结核和暴力事件的总和，约占总死亡人数的 4%。《柳叶刀》杂志公布 2010 年全球疾病总负担排行结果，从 1990 年至

酒精所致精神障碍已成为最常见的精神障碍。

饮酒是全球范围内导致死亡、伤残和疾病负担的主要原因之一。

2010 年的 20 年间，在所有疾病风险因素中，饮酒已由原先的第六位快速攀升至第三位，仅次于高血压和吸烟及吸二手烟，每年因饮酒造成 490 万人死亡，占全球总体残疾调整生命年（disability-adjusted life years，DALYs）的 5.5 %。因饮酒而造成的疾病主要集中在肿瘤、心脑血管疾病，肝硬化、消化系统疾病及交通伤害、意外伤害、蓄意伤害等方面。在全球 15~49 岁年龄组人群中，饮酒在疾病总负担排行中居第一位；在 50 岁以上人群的疾病总负担排行中，饮酒居第三位。

由此可见，酒精相关疾病负担在各个国家分布不均，对于最贫穷人群和那些处在社会边缘的人群而言，酒精消费是疾病负担中最重要的影响因素，在死亡率较低的发展中国家居疾病负担的首位。在高收入和中等收入国家中，酒精相关疾病负担位列第三，与酒精有关的成本超过国民生产总值的 1 %，其中除了健康成本外，社会危害成本是主要构成部分。

二、我国酒精使用流行病学现状

据考古发现，中国酿酒已有 7000 年的历史。有文字记载的始于夏朝，距今也有 4000 多年的历史。随着国内经济的发展和转型，人们生活节奏的加快和精神压力的增加，我国饮酒问题日益突出。目前中国饮酒者已超过 5 亿人，人均酒精饮料消费每年递增 13%。

酒精作为社会性成瘾物质，具有高度成瘾性，应用非常普遍，严重影响了人类健康和经济发展。中国是人口大国，占世界人口总数的 22%。经济的快速增长带动了酒的消耗量上升。国内全国性或区域性流行病学调查均显示：改革开放后，酒精的生产和消费逐步增加，由酒精使用所导致的公共卫生问题日趋严重。

国内全国性或区域性流行病学调查均显示：改革开放后，酒精的生产和消费逐步增加，由酒精使用所导致的公共卫生问题日趋严重。

（一）饮酒行为

1. 饮酒率与酒精消耗量

就酒精消耗量而言，中国低于许多工业化国家，但增加的趋势明显。据中国国家统计局统计，从 1978 年到 2006 年，中国酒精生产的增长超过 20 倍。流行病学调查也表明，酒精生产的增加与酒精消费的增加是相平行的。一个对 159117 人进行的全国性饮酒行为调查(该研究中定义当前饮酒为至少每周饮酒一次以上)显示:调查人群当前饮酒率为 21.0%,男性为 39.6%,女性为 4.5%。对湖北省武汉市 15~65 岁的普通人群开展的关于饮酒行为的纵向调查发现,调查人群的年饮酒率从 2002 年的 68.2% 增加到 2005 年的 73.6%。

国内学者于 1994 年在中国部分地区开展了饮酒行为的流行病学调查,结果显示:男性年饮酒率为 84.1%,而女性为 29.3%,年人均消费 3.6L 纯酒精。7 年后该研究小组又对上述地区进行了调查,结果发现年饮酒率基本与此前持平,男性为 74.9%,女性为 38.8%,但人均年消费量增长了 24%,达到人均消费纯酒精 4.47L。

2. 重度饮酒和狂饮

重度饮酒(heavy drinking)定义为每天消费 50ml 以上的纯酒精。狂饮(binge drinking)被定义为在男性一次性饮酒量为 90ml 以上纯酒精,而女性则为 60ml 以上纯酒精。在 1994 年的调查中,有 12.5% 的饮酒者为重度饮酒者,而 2001 年调查显示 15.3% 的饮酒者为重度饮酒者。一项于 2002 年和 2005 年在湖北省武汉市进行的调查表明,15~65 岁人群中,29.0%(男性 35.4%;女性 16.7%)的饮酒者在过去一年中符合狂饮的标准,其中男性狂饮的发生率从 27% 上升到 35%。另一项研究表明,男性饮酒者一年中狂饮发作次数为 5.6 次,女性为 2.4 次。在男性现饮酒者中,过度饮酒率、频繁饮酒和狂饮发生率分别为 62.7%、26.3% 和 57.3%,而女性分别为 51.0%、7.8% 和 26.6%。

3. 酒精滥用和酒精依赖

1982 年在我国 12 个地区进行的精神疾病流行病学调查显示,在 39135 名样本中仅发现 7 例酒精所致精神障碍患者(0.018%),1993 年我国 7 个地区精神疾病流行病学调查则发现酒精依赖患病率为 0.068%。山东省用同样的工具于 1984 年和 1994 年进行了两次全省调查,结果发现酒精依赖患病率分别为 0.036% 和 0.134%。郝伟等人使用 DSM-Ⅲ-R 诊断标准,于 1994 年和 2001 年报告酒精依赖患病率分别为 3.4% 和 3.8%。另一个用 SCID 作为诊断工具的研究发现,2007 年湖南省农村男性居民中酒精滥用和酒精依赖的发生率分别为 1.8% 和 4.7%，而河南省的发生率则分别为 7.6% 和 8.7%。Phillips 等在一项包括了 4 个省的研究中发现，酒精相关障碍的终生患病率是 9.0%（酒精滥用 / 依赖 =4%/5%）。

4. 急性酒精中毒

急性酒精中毒也与大量有害的结局相关，其中包括意外伤害、自杀、暴力和心脏性猝死。有研究发现，1994~2001 年间急性酒精中毒率增加了 3 倍，所有受试者在过去 3 个月中急性酒精中毒率由 1994 年的 2.6%（男性 5.16% 和女性 0.02%）上升到 2001 年的 8.3%（男性 14.24% 和女性 0.75%）。

5. 特殊人群中的饮酒行为

国内有研究者对酒精消耗中的性别差异进行了调查，发现 1994 年男性饮酒者消耗的酒精量是女性饮酒者的 18.6 倍，而在 2001 年的调查中，人均纯酒精消耗量在男性饮酒者和女性饮酒者中分别是 10.1L 和 1.5L。Li 等人的研究发现，2007 年中国男性、女性饮酒率分别为 55.6%、15.0%；平均男性饮酒者每天消耗 47.8g 纯酒精，而女性则消耗 19.1g 纯酒精，男性饮酒率与酒精消耗量均高于女性。尽管我国两性酒精使用存在较大差异，但也有研究显示女性饮酒率呈现上升趋势，出现酒精依赖的比例也有所增加。

此外，饮酒行为也存在城乡之间的差异。2004 年对湖南省怀化地区城乡 7837 名居民进行饮酒行为调查，结果显示：怀化城区饮酒率（45.9%）高于农村地区（39.6%），但农村饮酒者平均每次饮酒量、饮酒频度、饮酒种类、年平均消耗纯酒精量以及重度饮酒率均高于城区。

我国青少年的饮酒行为是个值得关注的新问题。目前我国饮酒有低龄化的趋势，出现酒精依赖的年龄有所提前。一项北京地区中学生调查显示，男女初中学生饮酒行为发生率分别为 48.3% 和 37.0%，男女高中学生分别为 72.8% 和 56.3%，12.2% 的学生承认在过去一年中有醉酒经历。对广州市 2845 名初、高中学生调查显示，22.4% 的学生曾有饮酒行为，10.5% 的学生曾有醉酒经历。

有些研究把研究对象集中于某些特定职业的工作人员，如炼钢工人及矿工（重体力劳动者）。一份调查报告显示：炼钢工人中每天饮酒者占 63.8%（平均每天消耗纯酒精 88g），矿工中每天饮酒者占 52.2%（平均每天消耗纯酒精 100g）。有研究表明，公务员饮酒比例也呈现上升趋势。

（二）饮酒相关的躯体及心理社会损害

饮酒与超过 60 种疾病有关，如口腔癌、消化道恶性肿瘤、肝癌、肝硬化、高血压、心力衰竭、脑出血以及出生缺陷等。除此之外，饮酒还可以导致严重的社会和心理功能损害，如意外伤害、自杀、家庭暴力、严重人际关系冲突、失业 / 失学、休工 / 休学、抑郁、酒精滥用和酒精依赖等。

饮酒与超过 60 种疾病有关，饮酒还可以导致严重的社会和心理功能损害。

国内对酒精所致的危害一直没有进行过系统的研究或回顾。2001 年对中国 5 个地区的研究发现，当前男性酒精依赖的患病率为 6.625%，女性 0.200%（总体患病率为 3.797%），酒精依赖患者中胃炎、胃溃疡的一年发生率为 7.9%，并与酒精摄入量有关联，心脑血管病与酒精摄入量呈 "V" 形曲线关系。一项针对 2007 年广西 15 岁以上城乡居民进行的酒精依赖疾病负担分析发现，因酒精依赖造成的损失为 1.45DALY/ 千人，其中因死亡造成的损失为 0.05DALY/ 千人；因残疾造成的损失为 1.40DALY/ 千人。

（三）国内交通事故情况

国内外大量研究显示，驾驶员酒后驾车严重危害道路安全，是发生道路伤害的一个重要危险因素。刘改芬等对 406 例交通事故驾驶员和 438 例驾驶员的病例对照研究发现，酒后驾车发生道路伤害的危险性是未饮酒驾车的 4.13 倍，且这种关系呈剂量反应关系。一项对南宁市机动车驾驶员进行呼气乙醇含量（BAC）检测发现，酒后驾驶占 6.58%，醉酒驾驶占 4.49%。肖水源等人的研究显示，夜间、驾驶员为男性、45~54 岁、不固定安全带、车上有乘客、习惯饮酒、有酒后驾驶史、认为少量饮酒对驾车没影响是酒后驾驶率的相关因素。对机动车驾驶员酒后驾驶进行干预研究，结果显示经干预后酒后驾驶和醉酒驾驶的发生率分别为 0.87% 和 0.37%。对酒后驾驶进行公众宣传后，也发现该措施成效显著，说明公众宣传干预对遏制酒后驾驶有重要意义。

国内外大量研究显示，驾驶员酒后驾车严重危害道路安全，是发生道路伤害的一个重要危险因素。

（四）小结

饮酒是全球范围内导致死亡、伤残和疾病负担的主要原因之一。近年来，我国出现明显的酒类饮料消耗和酒精相关精神障碍迅速上升的趋势，饮酒相关的躯体及心理社会损害日趋严重，且很可能随着社会经济的发展，成为越来越严重的公共卫生和精神卫生问题。

尽管目前国内对精神疾病的流行病学研究处于较活跃状态，但仍存在一些不足：①近年来酒精相关障碍的流行病学调查大部分为区域性研究，主要以地区性如省、市级流行病学调查为主，样本量不大。缺乏全国性、大样本的酒精相关障碍的流行病学资料。②酒精相关障碍的流行病学调查中，主要为横断面研究，仅少数研究对某区域的酒精使用趋势进行纵向研究，缺乏动态监测系统。③对酒精相关疾病负担和危害的系统研究更为匮乏。

酒精消费是一个主要的、可避免的危险因素。政府应尽快加大行动，采取减少酒精相关危害、稳定酒精消耗量的策略，以减少酒精相关负担和成本。

第三节 酒精的药理学特点

酒精的化学名称为乙醇，为无色透明液体，有特殊气味，易挥发，易溶于水，可与水以任意比混溶成不同酒精度的饮用酒。酒是世界上使用最为广泛的成瘾性物质，在日常生活、社会经济、文化活动中起重要作用。本节主要阐述酒精体内代谢过程、酒精中枢神经系统作用以及量效关系。

一、酒精体内代谢过程

饮酒后 10%~20% 乙醇经胃吸收，80%~90% 经小肠吸收，经血液循环进入全身脏器，并易通过血脑屏障到达大脑。饮酒 2~5 分钟后，乙醇开始进入血液，30~90 分钟达到高峰。2%~10% 的乙醇经呼吸道、尿液和汗液以原型排泄，亦可转入唾液或乳汁中。95% 的乙醇通过肝脏代谢。酒精代谢在肝脏中按下列化学过程进行，最终产物是水和二氧化碳。

$$CH_3CH_2OH \longrightarrow CH_3CHO \longrightarrow CH_3COOH \longrightarrow CO_2+H_2O$$

乙醇代谢的主要限速步骤在前两步，即乙醇氧化生成乙醛、乙醛氧化生成乙酸，分别由乙醇脱氢酶（ADH）和乙醛脱氢酶（ALDH）催化进行。由于酶活性可因种族、个体差异而有所不同，因而不同个体对乙醇的代谢能力亦不同，体现为不同个体饮酒量的差异。

在肝脏正常生理条件下，约 80% 的乙醇通过 ADH 转化为乙醛，约 20% 由微粒体乙醇氧化系统（MEOS）代谢。

在 ADH 催化乙醇氧化的过程中需要烟酰胺腺嘌呤二核苷酸（NAD）氧化态辅酶参与，乙醇经过脱氢而生成乙醛。经常饮酒可使肝细胞内烟酰胺腺嘌呤二核苷酸还原态（NADH）和 II+ 增加。NADII 可作为丙酮酸盐转变为乳酸盐的氢载体，所以饮酒后可引起乳酸盐及尿酸浓度升高，可诱发痛风发作。

对于大量饮酒者，ADH 不能全部完成所有的乙醇代谢，此

乙醇代谢的主要限速步骤在前两步，即乙醇氧化生成乙醛、乙醛氧化生成乙酸，分别由乙醇脱氢酶（ADH）和乙醛脱氢酶（ALDH）催化进行。

时机体会诱导细胞色素 P450 的基因表达生成 MEOS 催化氧化反应。该反应过程中参与的辅酶及生成的中间体都不同于脱氢酶系统。反应物以烟酰胺腺嘌呤二核苷酸磷酸还原态（NADPH）作辅酶，并使 H^+ 浓度降低。反应中 O_2 还原成水的过程中可产生活性氧簇（ROS），ROS 是一类性质十分活泼的化学基团，它主要包括超氧自由基、氢过氧化物自由基、过氧化氢等，从而增加组织损害的风险。此外，经常饮酒诱导 MEOS 活性增强时，机体对经由 MEOS 代谢的其他药物的代谢作用也增强，所以经常大量饮酒的个体服用某些药物常难以奏效或药效发挥不良。在肝脏，乙醛经由肝细胞线粒体内的醛脱氢酶（ALDH）催化脱氢生成乙酸。ALDH 以 ALDH1 和 ALDH2 两种类型存在。ALDH2 存在于线粒体中，米氏常数（K_m 值）小（K_m 值越小，酶活性越大），可代谢大部分的乙醛。ALDH1 存在于细胞可溶性部分和微粒体中，K_m 值比 ALDH2 高出数倍，可代谢少部分乙醛。

先天缺乏 ALDH2 的个体，即使少量饮酒，其血液中乙醛浓度也会较高，从而出现比较明显的"醛反应"，表现为颜面潮红、血管扩张、心悸、头痛、头昏、呼气困难，以及恶心呕吐等不适反应，从而使饮酒者对饮酒产生厌恶，对乙醇耐受性降低。这对酒精滥用和酒精依赖的发生具有保护作用。由此可见，饮酒后容易脸红的人不易成为酒精依赖者。

ALDH 的活性可受多种药物的抑制。双硫仑可抑制 ALDH 的活性，使乙醛不能转化为乙酸而在体内蓄积，产生严重的"醛反应"，而终止个体饮酒。因此双硫仑在临床上可作为戒酒药物使用，又称戒酒硫，但因为安全性原因临床使用受到较大限制。临床上将由双硫仑引起的"醛反应"也称为"双硫仑样反应"。除双硫仑外，甲硝唑类、呋喃唑酮类、头孢菌素类等抗菌药物可引起双硫仑样反应。有文献报道，异烟肼、磺胺类、氯磺丙脲、甲苯磺丁脲、华法林、胰岛素、氯霉素、灰黄霉素、妥拉唑啉、硝酸甘油、消心痛、苯海拉明、巴比妥类、氯丙嗪、三氟拉嗪等也可引起双硫仑样反应。医生应提醒患者在服用这些药物期间不要饮酒。

在酒精体内代谢过程中，ADH 活性增强可加快乙醇转化为乙醛的速度，ALDH 活性降低可减慢乙醛转化为乙酸的速

先天缺乏 ALDH2 的个体，即使少量饮酒，其血液中乙醛浓度也会较高，从而出现比较明显的"醛反应"。

度，二者均可导致体内乙醛蓄积，从而加重对肝脏或其他器官的损害。

二、酒精对大脑的作用

酒精是脂溶性物质，易于通过血脑屏障，对脑组织有较强的亲和力。酒精与中枢神经系统相互作用，可以产生中枢抑制、抗焦虑、欣快、依赖和神经毒性作用等。此外，酒精吸收入血后迅速分布到人体各内脏组织中，影响多个组织器官的功能。

（一）中枢抑制作用

乙醇是一种亲神经性物质，是中枢神经系统抑制剂，对中枢神经系统具有抑制作用。人对酒精的反应个体差异很大，敏感性不一样。一般来说，饮酒量或血液内酒精浓度不同，其抑制程度及范围也不同，表现出不同的行为和情绪反应。饮酒后大脑皮层首先受到抑制，皮层下神经核团去抑制，而表现出精神运动性兴奋症状；随着饮酒量增多和时间推移，抑制可由皮层扩展至皮层下神经核团，皮层下神经核团功能受到不同程度的抑制，表现出相应的精神运动性障碍；饮酒量过大时，抑制作用可累及延髓，造成延髓呼吸中枢和心血管中枢损害，引起昏迷、呼吸衰竭甚至死亡。大多数人饮酒后的表现遵循上述规律，先兴奋继而抑制，但也有少数人饮酒后即表现为抑制状态。

（二）抗焦虑、欣快和依赖效应

酒的抗焦虑作用主要与γ-氨基丁酸型A型受体（GABA-A）的增强有关，致欣快效应与中脑边缘系统"犒赏中枢"多巴胺（DA）释放量的增加有关。γ-氨基丁酸（GABA）是中枢神经系统主要抑制性神经递质，酒精能易化GABA受体，激动GABA受体产生抑制，如镇静、抗焦虑、催眠、甚至麻醉作用，长期使用可引起耐受、精神及躯体依赖性。酒精耐受性的可能机制有：①反复饮酒后体内酒精代谢发生了改变，代谢加快，血液中酒精浓度降低；②神经细胞产生了某种适应性改变，对酒精的反应性和敏感性降低，导致了细胞耐受性，这可能是

酒精与中枢神经系统相互作用，可以产生中枢抑制、抗焦虑、欣快、依赖和神经毒性作用等。

乙醇是一种亲神经性物质，是中枢神经系统抑制剂，对中枢神经系统具有抑制作用。

酒的抗焦虑作用主要与γ-氨基丁酸型A型受体（GABA-A）的增强有关，致欣快效应与中脑边缘系统"犒赏中枢"多巴胺（DA）释放量的增加有关。

耐受性产生的关键。酒精依赖形成是一种神经适应性改变的结果。由于内稳态机制，反复饮酒后个体对酒产生了适应，当中断饮酒和减少饮酒量时，该内稳态被打破，如交感神经活性增强、肾上腺皮质激素及去甲肾上腺素生成增多等，机体各系统重新调整建立新的内稳态，该过程会产生各种各样不舒服的症状和体征，即戒断综合征。

（三）神经毒性作用

酒精对大脑具有神经毒性作用，长期饮酒可引起大脑结构和功能改变，甚至导致神经退行性疾病。

酒精对大脑具有神经毒性作用，长期饮酒可引起大脑结构和功能改变，甚至导致神经退行性疾病。体内过量的酒精不能及时、完全代谢消除时，易产生自由基，与不饱和脂质反应，导致生物膜结构破坏，引起膜结构功能障碍。而脑组织含有丰富的不饱和脂肪酸，耗氧量最高，故最易受到损伤。酒精代谢产物能与脑组织中的卵磷脂结合，沉积于脑组织，造成神经细胞的直接损害。近期研究表明，神经毒性作用也可能与自身免疫系统和胶质细胞活化所致神经炎性过程有关。大量饮酒者大脑中神经胶质原纤维酸性蛋白（GFAP）、髓鞘相关蛋白（CNP）、髓鞘相关糖蛋白（MAG）、髓鞘少突胶质细胞糖蛋白（MOG）等基因表达下调，影响少突胶质细胞发育和成髓鞘功能。动物研究也证实，酒精所致炎性反应能使星形胶质细胞和小胶质细胞活化，进而共同影响髓鞘形成。另外，长期饮酒者饮食减少，营养物质的消化、吸收障碍，维生素 C、E 等天然抗氧化物质缺乏，导致机体抗氧化代偿能力降低，维生素 B_1 缺乏导致焦磷酸维生素 B_1 减少，糖代谢障碍，神经组织供能物质缺乏，影响神经髓鞘物质磷脂类的合成与代谢，表现出中枢神经及周围神经发生脱髓鞘及轴索变性改变。酒精神经毒性和维生素 B_1 缺乏均可降低神经元活动，干扰神经递质的合成、释放和再摄取，如减少基底节神经核乙酰胆碱（ACh）和去甲肾上腺素（NE）的合成，抑制海马 N- 甲基 -D- 天冬氨酸受体（NMDA 受体），造成学习记忆损害，严重时可发展成痴呆。对酒精神经毒性具有高易感性的个体容易出现大脑萎缩和认知功能障碍，对维生素 B_1 缺乏具有高易感性的个体容易发展为韦尼克 – 科萨科夫综合征。

除上述中枢作用外，长期大量饮酒还可产生下列病理作用：①导致不同程度的营养不良，主要是维生素（维生素 B_1、叶酸、烟酸和维生素 B_{12}）、蛋白质（血清白蛋白）、微量元素和矿物质的缺乏；②体内脂肪氧化受阻，大量脂肪酸以及中性脂肪积蓄、堆积在肝脏内，形成脂肪肝、高脂血症、动脉硬化等；③大量酒精能损害肝细胞，导致酒精性肝炎、肝硬化等。

三、不同酒精血液浓度与临床症状的关系

饮酒后随着酒精血液浓度的增加，不同个体出现不同反应，个体差异较大。一般来说，个体的行为和情绪反应与饮酒后血液酒精浓度直接有关。具体量效关系描述如下。

（一）低剂量饮酒

吸收的乙醇量低于或等于 35ml，血液中乙醇浓度值（BAC）<100mg/100ml，即 100ml 血液中酒精含量少于 100mg。此时饮酒者大脑皮层受到抑制，出现皮层下神经核团去抑制表现。主要心理反应为轻松愉快或欣快，健谈、话多，自信，活力增加，约束力和判断力下降等；主要生理学作用为血管扩张、心脏活动加强，饮酒者大多感受有暖热感，脊髓反射开始变得迟缓，精细运动可逐渐受损。日常饮酒过程中，常可见到平时沉默寡言者饮酒后话多健谈，平时冷淡无情者饮酒后饱含亲情热情，平时内向不善交际者饮酒后变得外向且善于交际等，就基于上述机制。

（二）中剂量饮酒

吸收的乙醇量达到 40~70ml，血液中乙醇浓度值为 100~200mg/100ml，即 100ml 血液中酒精含量可达到 100~200mg。饮酒者皮层抑制并开始扩展到皮层下神经核团，表现为饮酒者自我控制力进一步受损、讲话随便、行为轻率，举止轻浮，开始有运动障碍表现，言语逐渐含糊不清和无逻辑性，视物模糊，行为协调能力下降，步态不稳，共济失调，多数饮酒者会有飘飘然的感觉，并想睡觉。日常饮酒过程中，常可见到饮酒者平时不敢（该）说的饮酒后说了，甚至是胡言乱语；平时不敢干的事情饮酒后干了，也基于上述机制。

一般来说，个体的行为和情绪反应与饮酒后血液酒精浓度直接有关。

饮酒者大脑皮层受到抑制，出现皮层下神经核团去抑制表现。

饮酒者皮层抑制并开始扩展到皮层下神经核团，表现为饮酒者自我控制力进一步受损。

饮酒者中枢神经系统抑制进一步加深，表现为自我控制力与运动功能明显受损。

饮酒者皮层下严重抑制累及延髓，此时会产生呼吸麻痹（延髓中枢损害），出现意识障碍、嗜睡、深睡、昏迷等麻醉状态，有生命危险，可能会导致死亡。

（三）高剂量饮酒

吸收的乙醇量达到 80~150ml，血液中乙醇浓度达到 200~300mg/100ml，即 100ml 血液中酒精含量可达到 200~300mg。饮酒者中枢神经系统抑制进一步加深，表现为自我控制力与运动功能明显受损，言行紊乱，口齿不清，行走困难，行为不能自控，甚至吵闹打架。尚可有眼球震颤、短暂性记忆丧失等。

（四）致死剂量饮酒

吸收的乙醇量为 175~300ml，血液中乙醇浓度达到 400~500mg/100ml，即 100ml 血液中酒精含量可达到 400~500mg。饮酒者皮层下严重抑制累及延髓，此时会产生呼吸麻痹（延髓中枢损害），出现意识障碍、嗜睡、深睡、昏迷等麻醉状态，有生命危险，可能会导致死亡。

我国有关酒驾与醉驾的规定为：酒驾是指车辆驾驶人员血液中的酒精含量大于或者等于 20mg/100ml，小于 80mg/100ml 的驾驶行为；醉驾是指车辆驾驶人员血液中的酒精含量大于或者等于 80mg/100ml 的驾驶行为。可见酒驾与醉驾标准的规定十分严格，即使小剂量饮酒就已经超出了醉驾的标准。

第四节 病因学和发病机制

酒精是一种亲神经物质。一次大量饮酒可造成急性酒中毒；长期饮用可产生酒精滥用或酒精依赖以及酒精相关性精神神经障碍。上述酒精使用相关障碍的病因和发病机制非常复杂，一般认为是生物因素（遗传、代谢、生化等）、心理社会（包括文化、环境）等多种因素相互作用的结果。

一、生物学因素

（一）分子细胞学

分子细胞学是从分子水平上研究细胞内各种结构及其功能的一门学科。此处简要叙述酒精对中枢作用的分子细胞学原理，包括酒精代谢（乙醇脱氢酶、乙醛脱氢酶）或酒精中枢作用相关神经递质（DA、5-HT、阿片肽、GABA）等分子细胞学过程。

1. 乙醇脱氢酶（ADH）

乙醇在肝脏主要由乙醇脱氢酶（ADH）催化代谢为乙醛，然后由乙醛脱氢酶（ALDH）代谢为乙酸。ADH 基因编码的酶类与酒精氧化过程有关，对酒精依赖形成易感性有明显影响。ADH 为较为复杂的家族，由许多同工酶构成。在人类，根据药代与结构，把 ADH 分为 5 类。氧化过程需要辅酶型烟酰胺腺嘌呤二核苷酸的参与，失去两个氢离子，变成 NADH。

ADH 活性高与 ALDH 活性低具有类似作用，均可使饮酒后血液中乙醛浓度升高而加重"醛反应"。

2. 乙醛脱氢酶（ALDH）

ALDH 有许多同工酶，但是只有细胞质内的 ALDH1 与线粒体内的 ALDH2 能代谢乙醛。ALDH2 基因多态性在临床上意义很大，有两个等位基因变异，ALDH2*1 和 ALDH2*2，其中 ALDH2*2 存在于 50% 的中国大陆汉族人和日本人中。在

酒精使用相关障碍的病因和发病机制非常复杂，一般认为是生物因素（遗传、代谢、生化等）、心理社会（包括文化、环境）等多种因素相互作用的结果。

ADH 活性高与 ALDH 活性低具有类似作用，均可使饮酒后血液中乙醛浓度升高而加重"醛反应"。

长期酒精反复暴露可使中枢神经系统多种神经递质，特别是中脑边缘多巴胺系统，发生细胞及分子水平上的适应性改变。

酒精心理强化作用与大脑犒赏中枢 DA 释放有关。

急性酒精摄入可增加伏隔核 5-HT 浓度，长期慢性饮酒则降低伏隔核 5-HT 浓度。

饮酒能刺激下丘脑、垂体及伏隔核释放 β-内啡肽，继而刺激伏隔核奖赏系统，产生犒赏作用。

体外实验中，ALDH2*2 完全不能代谢乙醛。杂合子（有一个 ALDH2*2 基因拷贝）、纯合子（有两个 ALDH2*2 基因拷贝）的个体在饮酒后乙醛浓度升高，出现不良的躯体反应。

ADH 和 ALDH 同工酶活性也影响酒精相关的组织器官损害。酒精性肝硬化发生在 70% 携带 ALDH2*2 等位基因的人群中。但是有动物实验发现，通过使用 ALDH 抑制剂使血液乙醛浓度升高反而有减少肝损害的作用，此研究与以前认为乙醛与肝损害有关的观点正好相反。

3. 与酒精使用障碍相关的中枢神经递质

长期酒精反复暴露可使中枢神经系统多种神经递质，特别是中脑边缘多巴胺系统，发生细胞及分子水平上的适应性改变。

（1）多巴胺（DA）系统：DA 系统在物质依赖（包括酒精依赖）形成中起重要作用。酒精心理强化作用与大脑犒赏中枢 DA 释放有关。酒精具有刺激 DA 系统并产生奖赏效应的作用，刺激大脑犒赏中枢发出愉悦信号，使饮酒者产生愉悦感。研究发现酒精依赖患者和酒精依赖动物的 DA 系统发生了变化。酒精依赖患者多巴胺 D2 受体（D2R）密度和功能下降。动物研究也表明，DA 系统对饮酒行为有明显影响，给实验动物 DA 受体激动剂可导致自发饮酒行为减少，给予 DA 受体拮抗剂则导致自发饮酒行为增加。

（2）5-羟色胺（5-HT）系统：5-HT 在大脑内分布较广，参与感觉运动、睡眠、性功能及情绪的调节。5-HT 系统在酒精摄入、犒赏和偏好以及酒精依赖的形成中发挥重要作用。酒精与 5-HT 系统存在相互作用，急性酒精摄入可增加伏隔核 5-HT 浓度，长期慢性饮酒则降低伏隔核 5-HT 浓度。

（3）内源性阿片肽系统：酒精依赖的形成可能与内源性阿片肽水平较低有关。酒精依赖者戒酒 10 年后血浆 β-内啡肽水平仍低于对照组；有明显酒精依赖家族史的高危人群血浆 β-内啡肽水平明显低于正常对照人群；人饮酒后内源性阿片物质释放增加。上述研究结果提示，阿片肽缺乏可能是酒精依赖的原因，而不是结果。饮酒能刺激下丘脑、垂体及伏隔核释放 β-内啡肽，继而刺激伏隔核奖赏系统，产生犒赏作用。酒精可能通过以下三种方式兴奋内源性阿片受体：①乙醛可与儿茶酚胺结合生成阿片受体激动剂，直接兴奋阿片受体；②促进内源性阿片类物质释放, 间接兴奋阿片受体; ③直接提高阿片受体对内源性阿片类物质的敏感性。

(4) γ-氨基丁酸系统(GABA): 酒精的抗焦虑作用、依赖以及对苯二氮䓬和巴比妥的交叉耐受性。人体及动物研究发现, 增强 GABA 系统功能(如使用 GABA 激动剂)能够增加饮酒行为, 而降低 GABA 系统功能(如使用 GABA 拮抗剂)能够减少饮酒行为。动物实验也发现 GABA 基因敲除小鼠的饮酒量减小。

增强 GABA 系统功能(如使用 GABA 激动剂)能够增加饮酒行为, 而降低 GABA 系统功能(如使用 GABA 拮抗剂)能够减少饮酒行为。

(5)谷氨酸能神经系统: 谷氨酸介导的兴奋性神经通路在酒精依赖的发病机制中起重要作用。谷氨酸假说认为, 饮酒会引起酒精依赖患者谷氨酸神经活性增强, 该兴奋性在戒酒过程依然存在, 且增强的谷氨酸活性可引起渴求和复发行为。临床药理学研究显示, 调节谷氨酸能神经系统的药物已经或即将用于治疗酒精依赖, 如使用谷氨酸能拮抗药物阿坎酸以预防复饮。目前, 有关谷氨酸能神经系统功能基因与酒精依赖关联的研究结果并不完全一致。

谷氨酸假说认为, 饮酒会引起酒精依赖患者谷氨酸神经活性增强, 该兴奋性在戒酒过程依然存在, 且增强的谷氨酸活性可引起渴求和复发行为。

此外, 还有研究发现单胺氧化酶(MAO)基因、神经肽 Y(NPY)基因、大麻素受体(CNR1)基因、阿片黑素促皮质激素原(POMC)基因、白介素 1 受体拮抗剂基因(IL-1RN)、芳基硫酸酯酶 A(ASA)基因等都与酒精依赖的发生或临床表现有关, 但尚需进一步研究。

(二)遗传因素

家系研究显示, 酒精依赖有家族聚集性, 双生子研究和寄养子研究进一步证明了遗传在酒精依赖发病中的作用。遗传因素作用可分为两类: 一类不与特定的成瘾物质相关, 如遗传因素导致患者自我控制能力下降, 个体就出现各种物质依赖的风险增加; 另一类与特定的成瘾物质相关, 如酒精代谢酶的遗传缺陷可能导致个体对酒精耐受性降低, 从而不易出现酒精依赖。但酒精相关遗传学机制复杂, 涉及多个基因及多个基因相互作用。连锁分析和关联研究尽管有一些阳性发现, 但缺乏一致性, 此处不再予以表述。

家系研究显示, 酒精依赖有家族聚集性, 双生子研究和寄养子研究进一步证明了遗传在酒精依赖发病中的作用。

1. 家系研究

早在 1909 年, Crothers 就提出了酒精依赖有家族聚集性的观点，随后的家系研究证实，酒精依赖患者的子女发展成酒精依赖的风险是无家族史个体的3~5倍，发生早且严重。有调查显示，半数住院的嗜酒者具有阳性家族史，具有阳性家族史的嗜酒者不仅出现酒精依赖的年龄较早，而且出现酒精依赖更快、更严重。也有研究证实，酒精依赖患者家族成员中酒精依赖的患病率高于一般人群，一级亲属患酒精依赖的危险性为44.7%，二级亲属为12.6%，显示遗传倾向。但上述家族聚集性特点并不能证明酒精依赖有遗传基础，因为共同的家庭环境因素对饮酒行为也有很大影响。相比之下，双生子和寄养子研究控制了家庭环境因素的影响，可以区分遗传因素与家庭环境因素在酒精依赖发生中的作用。

有调查显示，半数住院的嗜酒者具有阳性家族史，具有阳性家族史的嗜酒者不仅出现酒精依赖的年龄较早，而且出现酒精依赖更快、更严重。

2. 双生子研究

研究发现，不论是男性还是女性单卵双生子（MZ），酒精依赖的同病率都显著高于双卵双生子（DZ）。瑞典的研究发现，MZ酒精依赖同病率为47.9%，明显高于DZ的32.9%，而共享的家庭环境因素在酒精依赖发生中的变异占14%。同时还发现，MZ同为嗜酒者远较DZ多，并且嗜酒越严重同病率越高，显示酒精依赖的遗传度可达50%~64%。我国青岛的一项关于503对双生子的研究发现，在饮酒行为上MZ的一致率为51.8%，DZ为16%，遗传度为60.8%，与国外研究结果基本一致。

研究发现，不论是男性还是女性单卵双生子（MZ）酒精依赖的同病率都显著高于双卵双生子（DZ）。

3. 寄养子研究

研究发现，生物学父母有酒精依赖问题的寄养子，发生酒精依赖的风险较普通人群增加1.6~3.6倍，出现酒精依赖和酒精滥用的风险也高于无酒精依赖父母的寄养子。丹麦寄养子研究显示：①生物学父母酒精依赖者的寄养子女出现酒精依赖的比率高于生物学父母非酒精依赖者寄养子女的4倍；②酒精依赖者后代所成瘾的物质只有酒，而不涉及其他成瘾物质；③酒精依赖不一定都发生于生物学父母为酒精依赖者；④儿子的罹患率高于女儿；⑤儿子发生酒精依赖往往在较年轻时，而女儿发生酒精依赖总是在较为年长时。有两种不同的酒精依赖，称为Ⅰ和Ⅱ型。Ⅱ型酒精依赖者起病较早，饮酒相关问题出现年龄较早，有反社会行为特征，遗传度高达90%。而Ⅰ型酒精依赖者起病较晚，饮酒相关问题出现年龄较晚，有神经质性人格

研究发现，生物学父母有酒精依赖问题的寄养子，发生酒精依赖的风险较普通人群增加1.6~3.6倍，出现酒精依赖和酒精滥用的风险也高于无酒精依赖父母的寄养子。

特征，遗传度低于40%。这些研究均提示有遗传机制的作用，但未能说明其具体机制。

（三）神经电生理

酒精可影响脑电生理活动。急性酒精中毒时α节律缓慢，波幅降低，β波减少，额部可有θ波及δ波，REM睡眠减少。酒精依赖者可有轻中度脑电图异常，异常率为35.0%~85.1%，主要表现为弥漫性δ、θ波，散在或阵发性尖波、棘波，波幅降低，调节调幅差，诱发试验欠敏感；饮酒史越长、酒量越大，则异常率越高。酒精戒断时，睡眠中常频频醒转，REM睡眠可轻度增加、慢波睡眠减少。经过治疗和减少酒量可以使脑电波异常有所改善。

有关酒精依赖的普通脑电图、定量脑电图和诱发电位研究均表明，长期大量饮酒可对中枢神经系统功能造成损害。但上述检查灵敏性和特异性均不高，目前对于酒精依赖的诊断和疗效观察尚无多大裨益。

（四）神经影像学

近年来随着功能影像学技术，如功能性磁共振成像（fMRI）、正电子发射计算机断层成像（PET）以及单光子发射计算机断层成像（SPECT）在物质滥用研究领域被广泛运用，在活体研究酒精滥用或酒精依赖大脑的结构和功能性变化成为可能，为酒精依赖的病因、发病机制及疗效观察提供了新的研究手段。

1. 结构影像学研究

脑CT研究显示，酒精依赖患者脑组织体积明显减少，50%~70%的酒精依赖者皮质萎缩或脑室扩大，甚至两者兼而有之。皮质萎缩以额叶较为明显，多见于饮酒史超过10年者。脑室扩大以第三脑室扩大较为明显。

早期MRI仅能定性反映酒精依赖患者大脑形态上的变化。早期MRI形态学研究与CT研究一致，证实酒精依赖患者灰质和白质体积减少，蛛网膜下隙脑脊液体积增大，且持续戒酒有助于大脑体积恢复。图1-1中MRI显示了酒精依赖患者的脑损害。

酒精可影响脑电生理活动。

有关酒精依赖的普通脑电图、定量脑电图和诱发电位研究均表明，长期大量饮酒可对中枢神经系统功能造成损害。

早期MRI形态学研究与CT研究一致，证实酒精依赖患者灰质和白质体积减少，蛛网膜下隙脑脊液体积增大，且持续戒酒有助于大脑体积恢复。

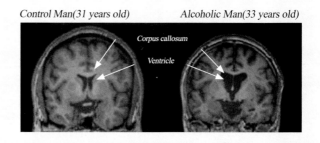

图1-1 酒精依赖患者的脑损害

与匹配年龄的健康对照者（31岁）相比，MRI显示了一名酒精依赖患者（33岁）的脑结构损害：苍白球变薄、脑室扩大以及广泛的脑皮质萎缩（Buhler and Mann. Alcohol Clin Exp Res, 2011）

　　基于体素的形态测量学（VBM）是一种在体素水平上对脑MR影像进行分析的技术，能定量计算局部灰质、白质密度和体积的改变，更精确地显示脑组织形态学变化。VBM证实了早期的一些发现，如单独或合并韦尼克脑病的患者其白质丢失较严重，酒精依赖患者其奖赏有关脑区的灰质体积明显减少，以及酒精依赖患者脑灰质和白质体积明显减少，且有性别差异（女性明显于男性）。图1-2显示与健康对照者相比，伴与不伴有Korsakoff综合征的酒精依赖患者均显示出广泛相似的脑灰质和白质体积减小。

2. 功能影像学研究

　　（1）单光子发射计算机断层成像（SPECT）：SPECT和PET都是脑功能影像技术，可以反映脑组织的各种生理过程，如血流量、局部物质代谢、细胞膜传输作用和受体位置、密度和分布等。江旭峰指出，慢性酒精依赖患者的双侧额叶、右侧扣带回、右侧尾状核局部脑血流明显降低，这可能与酒精依赖患者的智能损害、记忆障碍以及抽象思维能力、解决问题能力、视觉空间能力、感觉运动能力的损害密切相关。Staley研究发现，急性酒精戒断与GABA-A/苯二氮䓬类受体水平升高相关，并认为这是酒精耐受和戒断引发受体功能减弱的一种补偿。Heinz研究发现，酒精依赖患者脑干5-HT转运体数量要比正常对照组减少30%，提示酒精依赖患者5-HT功能紊乱。Laine研究发现，酗酒者

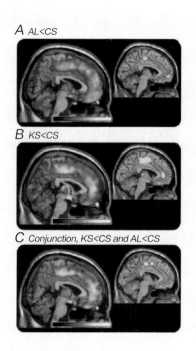

图 1-2

伴与不伴有 Korsakoff 综合征酒精依赖患者的脑灰质与白质损害

AL- 不伴有 Korsakoff 综合征的酒精依赖患者；KS- 伴有 Korsakoff
综合征的酒精依赖患者；CS- 健康对照者

研究采集 11 名 KS、34 名 AL 及 25 名 CS 的 MRI 数据，并基于
VBM 方法分析比较三组患者的脑灰质和白质体积。结果发现与健康对
照者相比，AL 和 KS 均显示出广泛相似的脑灰质和白质体积减少 (Pitel,
et al. Neurology, 2012)

在停止长期大量饮酒后 DA 转运体结合水平明显下降。

（2）正电子发射计算机断层成像（PET）：PET 结果显示，酒
精依赖患者皮层和皮层下区葡萄糖代谢水平降低，大脑额叶内
区代谢速率降低，而顶叶皮质区代谢速率却上升 30%。另有研究
显示，酒精依赖患者前额区代谢减慢与脑室增大和皮质萎缩有
关，葡萄糖代谢改变与认知功能有关。另有研究发现，戒酒后酒
精依赖患者的腹侧纹状体区 μ- 阿片受体效能增加（图 1-3）。
μ- 阿片受体效能增加可能与酒渴求有关，提示阿片受体在酒精
强化作用中起重要作用，可作为药物治疗靶点。

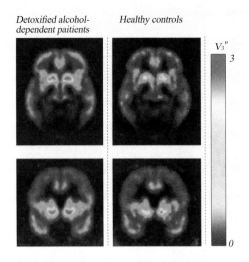

Detofixied alcohol-dependent paitients　　*Healthy controls*

图1-3 戒酒后酒精依赖患者腹侧纹状体区μ−阿片受体效能增加

PET 研究发现，与健康对照者相比，戒酒后的酒精依赖患者腹侧纹状体中 μ − 阿片受体利用率增加（Heinz, et al. Arch Gen Psychiatry, 2005）

（3）功能性磁共振成像：包括以下三种研究技术：血氧水平依赖功能磁共振成像（BOLD−fMRI）、磁共振波谱成像（MRS）和弥散张量成像（DTI）。

BOLD−fMRI：fMRI 以 BOLD 为基础，依据各脑区的耗氧量来判定该脑区神经元的活动水平，能在脑部形态学改变之前反映出血氧水平的改变，显示出酒精依赖相关的脑部激活区，有利于酒精依赖的早期诊断。脑 fMRI 研究包括静息态和任务相关两种模式。有关视觉网络系统的静息 fMRI 研究发现，正常个体饮酒后，后枕叶皮质激活区增加，枕颞叶皮质的激活程度降低。任务相关 fMRI 研究显示，酒精依赖患者接受酒精有关刺激后中脑边缘多巴胺系统（腹侧被盖区和基底神经核，包括纹状体、眶额皮层和中部皮层）、视觉空间注意网络、颞叶的活性增强。图 1−4 显示，当呈现酒精相关线索时，酒精依赖患者边缘皮质脑区被明显激活，包括纹状体、内侧前额叶皮质及前扣带回。图 1−5 显示，小量饮酒者腹侧纹状体活性增强，大量饮酒者背侧纹状体活性增强。George 研究发现，当酒精依赖患者暴露于酒精相关线索时，背外侧额叶皮质及丘脑前部均有明显激活。Tarpert 研究发现，当具有很短饮酒史的青少年暴露于酒精相关线索时，大脑边缘系统和视觉区域也会被激活。Braus 研究发现，3 个月内复饮的酒精依赖患者腹侧被盖区活性明显激活。有关酒精线索导致大脑活化与自身对酒精渴求之间关系的研究结果并不一致。Tapert 研究还提示，女性酒精依赖患者在接受有关酒精言语刺激后，其胼胝体下部、扣带回前部、左额叶及双侧岛叶 BOLD 的反应更加明显。Desmond 发现，酗酒者在完成指定的言语记忆任务时，右小脑及左额叶区域脑区激活作用显著增强。

MRS：用于研究长期饮酒者的脑组织代谢。正常人脑 MRS 检测通常有 5 个共振峰，即 N- 乙酰天冬氨酸（NAA）、肌酸复合物（Cr）、乳酸复合物（Lac）、胆碱复合物（Cho）、肌醇（MI）。多数研究结果显示，长期饮酒者 NAA 和 Cho 峰降低，少数研究则显示 NAA 无变化。Parks 对慢性酒精中毒者代谢产物进行了波谱分析，发现小脑 NAA 和 Cho 减低，Cr 及 MI 无明显改变；部分受试者禁酒 3 个月后小脑 NAA 升高，而 Cho、Cr 和 MI 仍无明显改变。Bloomera 研究发现，长期大量饮酒者正中矢状面的脑干、中脑及脑桥的体积明显缩小，NAA/Cr 及 Cho/Cr 较正常对照组明显降低。同时还发现，脑干中 Cr 降低与脑干萎缩有关，而 NAA 及 Cho 的降低与脑干萎缩无关。

Bartsch 研究也显示戒酒后前额叶 NAA 有明显增加，且增加程度与戒酒时间长短呈正相关。刘刚研究认为，长期饮酒导致的认知功能损害可能与酒精对前额叶代谢物浓度的影响有关。

DTI：用于在活体研究脑白质纤维束结构完整性和脑解剖连接。常用量化参数有各向异性（FA）和平均扩散率（MD）。FA 代表水分子扩散方向性偏移，FA 值降低表明白质纤维的完整性受到损害。Pfefferbaum 研究发现，酒精依赖患者胼胝体的膝部、压部和半卵圆中心均出现 FA 值降低；Alhassoon 研究发现，戒酒期间胼胝体膝部和体部的损伤会有一定的恢复。两项研究提示慢性酒精使用可导致脑白质损害，戒酒可有

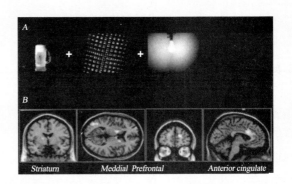

图1-4
fMRI 显示的视觉性酒精相关刺激范式中酒精依赖患者的激活脑区

1-4A 显示的是 fMRI 图像采集过程中，呈现给受试者酒精相关视觉刺激和中性视觉刺激范式；1-4B 显示的是当呈现酒精相关线索时，酒精依赖患者与健康对照者相比，其边缘皮质脑区被明显激活，包括纹状体、内侧前额叶皮质及前扣带回 (Grusser, et al. Psychopharmacology (Berl), 2004)

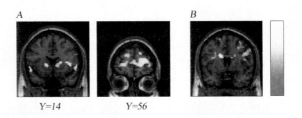

图1-5
小量与大量饮酒者在酒精相关视觉刺激范式中被激活脑区的差异

fMRI 显示，呈现饮酒相关图片刺激时，小量饮酒者的腹侧纹状体和前额叶皮质脑区活性增强（A），大量饮酒者的背侧纹状体活性增强（B）。激活脑区在大脑中的位置是以（x,y,z）坐标形式表示的，图中只列出了 y 坐标的位置 (Vollstädt-Klein, et al. Addiction, 2010)

一定程度的恢复。Chanrand 研究表明，中脑脑桥白质束的微观结构与认知功能有关，Yeh 研究显示前额与边缘纤维束的损坏揭示了大脑动机和犒赏系统的异常。Pfefferbaum 认为，饮酒年限可影响胼胝体不同区的各向异性和扩散率。即便是每日低剂量饮酒，女性酒精依赖患者也比男性酒精依赖患者更易出现白质纤维退化。

二、心理社会文化因素

（一）心理学因素

1. 负性情绪

烦恼、苦闷、孤独、紧张、焦虑、忧愁、抑郁等负性情绪是酒精依赖形成的重要动因，多数人饮酒动机常常是借酒消愁。由于饮酒可以暂时地减轻紧张，缓解现实困难和内心矛盾引起的焦虑情绪，从某种程度上讲，酒的这种作用促使人们在面临负性情绪时采用饮酒这种应对方式。当首次饮酒后减少了饮酒者不良心境后，饮酒者就会认为这是缓解不良心境的"好办法"，对饮酒行为起强化作用，若不良心境持续存在，饮酒行为便会经常化，成为一种心理应付方式，最终可致酒精依赖的发生。但借酒消愁只能暂时缓解紧张和焦虑，无助于具体问题的解决，这只是一种逃避行为。而且，饮酒与负性情绪之间常形成恶性循环，酗酒本身能引起情绪恶劣，酗酒者对自身行为也会感到羞耻、内疚和痛苦，结果是"举杯消愁愁更愁"。有心理学家研究表明，抑郁既是酒精依赖发生的主要原因，也可能是酒精依赖发生的结果。

抑郁既是酒精依赖发生的主要原因，也可能是酒精依赖发生的结果。

2. 学习因素

学习理论认为，酒精依赖是一种习得的社会适应不良行为，酒精依赖者的后代不仅可以从父母处学习饮酒行为，并且趋向于模仿父母的饮酒模式。酒精依赖患者倾向于鼓励后代饮酒，其后代中滴酒不沾者少见。当饮酒者第一次学习并体验到饮酒可以暂时减轻紧张焦虑等不良情绪后，便对饮酒行为产生了正性强化作用，反复以饮酒来缓解压力和逃避现实，形成不良应对方式，并逐渐发展到酒精依赖。学习过程也可能通过较特定的方式促进酒精依赖的发生。近年有理论将生化和认知方式联系起来，强调多巴胺释放到中脑边缘系统通路中以介导鼓励性学习的作用。酒精可以通过升高该脑区的多巴胺水平，来刺激个体继续采取饮酒这一动机行为。

学习理论认为，酒精依赖是一种习得的社会适应不良行为，酒精依赖者的后代不仅可以从父母处学习饮酒行为，并且趋向于模仿父母的饮酒模式。

3. 人格因素

研究发现，大量饮酒倾向者有羞怯、内向、孤独、急躁、易激惹、焦虑、过度敏感、自我纵容，以及活动过多等人格倾

大量饮酒倾向者有羞怯、内向、孤独、急躁、易激惹、焦虑、过度敏感、自我纵容，以及活动过多等人格倾向特征。

向特征。正是上述人格缺陷加重了饮酒行为的失控。也有研究资料显示，在男性嗜酒者中有 50% 曾被诊断为反社会人格或不成熟人格，并在年轻酗酒者中多见。也有研究强调，冒险和寻求新奇刺激的人格特征对饮酒行为有作用。但到目前为止，尚不能确定有一种特殊的酒精依赖人格特征的存在。

4. 精神病理学因素

研究显示，酒精依赖常与其他精神障碍合并存在，或是继发于其他精神障碍。有调查显示，近 80% 的酒精中毒患者至少同时合并一种其他精神障碍，以抑郁、焦虑和反社会型人格障碍最为常见。而有抑郁、焦虑或反社会型人格障碍的患者也常大量饮酒。有人认为酒精使用障碍源于原来存在的精神障碍，如某些抑郁症患者通过饮酒来改善恶劣心境，焦虑症及社交恐惧症者通过饮酒来麻醉自己并给自己壮胆。但更多人认为，长期大量饮酒本身可以导致焦虑、抑郁等各种精神病理现象。上述结果提示酒精依赖与其他精神障碍的关系难以确定，可能互为因果。

（二）社会文化、经济及环境因素

1. 社会文化

文化对饮酒持接纳或排斥态度对饮酒行为有显著影响。多数文化接纳饮酒行为。尤其是我国自古就崇尚饮酒，饮酒既是朝堂上的礼仪庆典、宗庙中的祭祀活动、文人墨客的浅吟低唱的重要组成部分，也是老百姓日常生活、婚丧嫁娶、年节团聚的助兴活动。适度饮酒也有助于职业合作关系和个人社交关系的建立和发展。饮酒已成为我国社会能够普遍接受的一种行为，在一些特定场合还是必不可少的。我国饮酒习惯以酒作为宴席的佐餐，在席间劝酒，一定程度上形成了中国的酒文化，促进了饮酒行为。我国的另一独特现象是以酒为药，"酒为百药之长"，将酒精饮料赋予各种医疗功能，市场上随处可见不少标明各种医疗功效的"药酒"。这种饮酒祛病强身的观念对老年人饮酒的作用不应低估。法国人普遍认为饮酒有益健康，并标志着一个人进入男子汉或成人的行列。多数文化在接纳饮酒行为的同时，又对饮酒行为做出某种规范，这些规范一般会起到防止饮酒过度造成危害的作用。如中国酒文化提倡集体饮酒及

研究显示，酒精依赖常与其他精神障碍合并存在，或是继发于其他精神障碍。

文化对饮酒持接纳或排斥态度对饮酒行为有显著影响。

就餐时饮酒，不鼓励独自饮酒和以酒浇愁；汉族社会反对女子饮酒等。少数文化对饮酒持排斥态度，如伊斯兰教义认为饮酒是一种罪恶，故在伊斯兰社会中少有酒精依赖者。在意大利，整日饮酒的人和酒鬼常常受到鄙视，故意大利酒精依赖发生率远低于法国。

饮酒习惯与酒精依赖发生率也有密切关系。西方人与东方人的饮酒习惯与饮酒频率不一样。西方人常在社交场合、回家之后、工作之余空腹饮酒，以酒作为一般饮料招待客人；而东方人则是以酒作为宴席的佐餐。所以北美和大部分欧洲国家慢性酒精中毒的患病率远高于中国、日本和以色列等国家。

2. 经济因素

目前普遍认为，在一定范围内，经济发展水平与酒精依赖总体发生率有关。这体现了酒的可获得性在酒精依赖形成中的重要作用。酒多酿自谷物，在经济贫困年代，酒为奢侈品，供应短缺，饮酒相关问题相应较少。随着经济发展，各国酒的总产量逐年上升，供应品种不断丰富，客观上促进了饮酒行为的增加及消费量的增长。在酒类饮料进入市场的过程中，如不加以一定约束，势必会增加酒精滥用并导致酒精依赖的可能。

3. 环境因素

酒精使用障碍的发生与地理环境、职业、家庭环境、婚姻状况、人际关系和酒类饮品广告等相关。地理和职业环境因素调查显示，长期生活于寒冷和潮湿地区的人群以及从事重体力劳动者酒精依赖的患病率最高，其饮酒原因绝大多数是借酒抗寒、解乏或助眠等。家庭环境调查显示，在父母酗酒的家庭、儿童期缺乏母爱的家庭以及不和睦的家庭中，家庭成员易产生酒精依赖。婚姻状况调查显示，单身、离婚、丧偶者嗜酒较多。人际关系调查显示，社会人际关系的紧张程度与酒精成瘾的发生率呈正相关。酒类饮品广告调查显示，中国酒类饮品广告泛滥，广告对酒精使用有重要影响。美轮美奂的广告、煽动性的广告语，显然会使人产生饮酒的欲望。酒广告播出后虽没有增加酒的总体消费量，但却增加了某个品牌酒类饮品的消费量，青少年更容易受广告影响而增加饮酒量和饮酒频率。

饮酒习惯与酒精依赖发生率也有密切关系。

目前普遍认为，在一定范围内，经济发展水平与酒精依赖总体发生率有关。这体现了酒的可获得性在酒精依赖形成中的重要作用。

酒精使用障碍的发生与地理环境、职业、家庭环境、婚姻状况、人际关系和酒类饮品广告等相关。

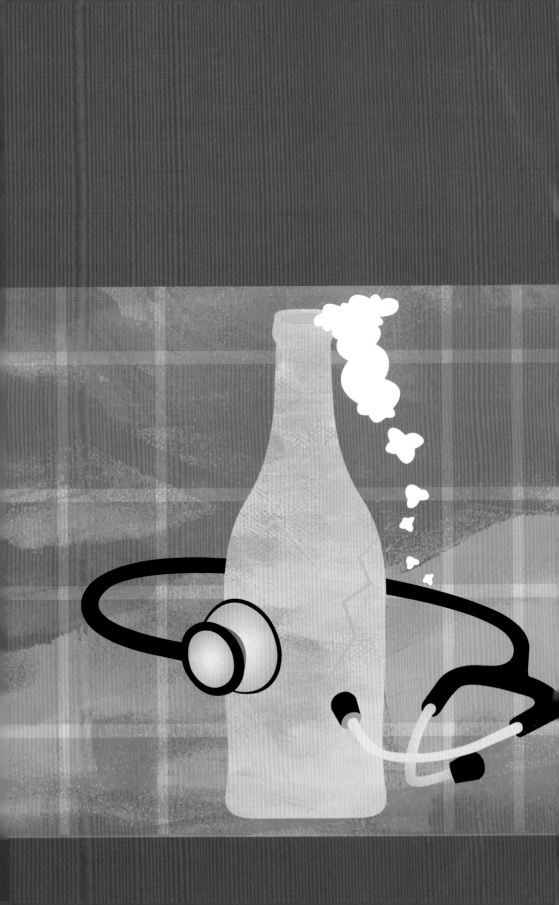

第二章 酒精相关障碍的临床表现与诊断

第一节　酒精相关精神障碍的临床表现

一、急性酒精中毒

（一）临床表现

急性酒精中毒初期患者表现出自制能力差、兴奋话多、言行轻佻、冲动等兴奋症状；随后出现言语零乱、步态不稳、困倦嗜睡等抑制症状。可伴有轻度意识障碍，但记忆力和定向力多保持完整，多数经数小时或睡眠后恢复正常。中毒症状的严重程度与血中酒精浓度有关，血中酒精浓度上升越快、浓度越高，症状就越严重，但存在一定的个体差异。

“病理性醉酒”（pathological intoxication）这一概念曾在过去的文献和教材中大量出现过，表现为在饮进少量酒精后出现突然冲动的攻击暴力行为，并在深度睡眠后结束，醒后遗忘。但没有有力证据说明这是一个临床疾病单元，自DSM-Ⅳ之后就去除了这个疾病类别。

酒精所致遗忘（alcohol-induced amnesia）又称为“黑蒙”（blackouts），指一种短暂的遗忘状态，多发生在醉酒状态后，但当时并没有明显的意识障碍。次日酒醒后对醉酒时的言行完全遗忘，遗忘的片段可能是几个小时，甚至更长时间。

（二）诊断标准

患者的呼出气、呕吐物有酒味，血、尿中可测得乙醇，以及饮酒后的典型临床表现有助于诊断急性酒精中毒。ICD-10关于急性酒精中毒的诊断标准如下：①使用酒精后的短暂状况，导致意识水平、认知、知觉、情感或行为，以及其他心理生理功能和反应的紊乱。②只有在出现中毒但不存在持续更久的酒精有关问题时才能作此诊断；若出现这些问题，则应优先诊断为酒精有害使用、酒精依赖或精神病性障碍。

> 急性酒精中毒初期患者表现出自制能力差、兴奋话多、言行轻佻、冲动等兴奋症状；随后出现言语零乱、步态不稳、困倦嗜睡等抑制症状。

> 患者的呼出气、呕吐物有酒味，血、尿中可测得乙醇，以及饮酒后的典型临床表现有助于诊断急性酒精中毒。

二、酒精有害使用

（一）临床表现

酒精有害使用是指使用酒精对健康造成损害的一种使用类型，这种损害可以是躯体性或精神性的。酒精有害使用的行为经常受到他人的批评，并可引起各种不良社会后果，如犯罪、婚姻危机等。大量研究证明，饮酒量每日超过4个标准杯（1个标准杯=10g纯酒精），或者每次饮酒超过6个标准杯，酒精有害使用的危险性明显增高。

（二）临床评估和诊断

酒精有害使用的临床评估主要依据患者的饮酒史，精神损害的临床表现或躯体损害的实验室检查结果。此外，《酒精使用障碍筛查量表》（The Alcohol Use Disorders Identification Test，AUDIT）被广泛用于筛查酒精有害使用问题。AUDIT是半定式评定量表，由10个项目组成，前3项有关饮酒量和饮酒频度，第4~6项涉及酒精依赖问题（包括饮酒控制力、因饮酒忽视责任及出现"晨饮"症状），其余4项是酒精所致相关问题的指标（包括酒后自责、一过性记忆丧失、酒精所致伤害、因饮酒引起周围人关注）。后4项分数高，提示存在酒精有害使用。

ICD-10关于酒精有害使用的诊断标准为：

（1）有明显的证据证明饮酒已经造成躯体或精神的损害；

（2）实质的损害是可以辨认的；

（3）持续性饮酒至少已达1个月或在过去12个月内反复发生；

（4）不符合酒精依赖的诊断标准。

DSM-Ⅳ中与"有害饮酒"相近似的概念是"酒精滥用"，两者均是描述反复的饮酒形式所造成的损害，但DSM-Ⅳ强调的是饮酒所引起的社会损害，包括忽视责任、发生社会或法律问题，发生躯体或社会损害仍持续饮酒等，而ICD-10中强调的是躯体或精神的明显损害。这两种诊断标准均强调排除酒精依赖。

酒精有害使用的临床评估主要依据患者的饮酒史，精神损害的临床表现或躯体损害的实验室检查结果。

三、酒精依赖

"酒精依赖"（alcohol dependence），又称"酒依赖"，是指长期反复饮酒所致对酒精渴求的特殊心理状态，以及停饮后出现的心理、躯体的特殊反应，可连续或周期性出现，包括精神依赖和躯体依赖。

精神依赖是酒精依赖的基础，俗称"心瘾"，指个体对酒精存在强烈的渴求心理。需注意的是，精神依赖有程度的不同，只有当精神依赖较为强烈，患者难以自制地渴求饮酒时，才具有诊断价值。也就是说，酒精依赖患者与重度社交性饮酒者不同：酒精依赖患者往往不顾后果，不顾别人的警告，如不怕被开除、失业，不怕离婚，甚至当医生告诉他已患有酒精相关性肝病，应立即戒酒时，仍置若罔闻。一旦形成精神依赖，患者就把饮酒视为生活中头等重要的选择。

躯体依赖是指反复饮酒导致中枢神经系统发生某些生物学改变，以致需要酒精持续存在体内，以避免戒断综合征的发生。当停止饮酒或骤减酒量时，机体出现一系列特征性的戒断症状。躯体依赖与精神依赖一样，也是逐渐形成的，且有程度上的区别。

（一）临床表现

酒精依赖患者多数在体验饮酒初期心情愉快，能够缓解紧张状态，之后逐渐形成饮酒习惯。当饮酒的时间和量达到一定程度，患者无法控制自己的饮酒行为，并出现一系列特征性症状，即形成酒精依赖。

酒精依赖的特征有：①对饮酒渴求、强迫饮酒，无法控制。②固定的饮酒模式，定时饮酒。③饮酒高于一切活动，不顾事业、家庭和社交活动。④耐受性逐渐增加，饮酒量增多；但酒精依赖后期可能耐受性会下降，每次饮酒量减少，而饮酒频率可增多。⑤反复出现戒断症状，当病人减少饮酒量或延长饮酒间隔期、血浆酒精浓度下降明显时，就出现手、足和四肢震颤、出汗、恶心、呕吐等戒断症状。若及时饮酒，此戒断症状迅速消失。此现象常发生在早晨，称之为"晨饮"症状。⑥戒断后复饮（如戒酒后重新饮酒），就会在较短的时间内再现原来的依赖状态。

"酒精依赖"（alcohol dependence），又称"酒依赖"，是指长期反复饮酒所致对酒精渴求的特殊心理状态，以及停饮后出现的心理、躯体的特殊反应，可连续或周期性出现，包括精神依赖和躯体依赖。

（二）临床评估和诊断

酒精依赖的临床评估主要依据患者的长期饮酒史以及精神依赖和躯体依赖的临床表现。为快速筛查酒精依赖，国外有学者设计了如下 4 个简单易懂的问题（CAGE），分别是：①你有没有感到你应该戒酒？[Have you ever felt you ought to cut down on your drinking?] ②当别人责备你的饮酒情况时，你是否感到不高兴？[Have people annoyed you by criticizing your drinking?] ③你是否对自己的饮酒问题感到内疚、自责？[Have you ever felt bad or guilty about your drinking?] ④你是否一睁开眼睛就要喝酒以避免不适？[Have you ever had a drink rust thing in the morning to steady your nerves or get rid of a hangover（'eye-opener'）?] 上述问题中有两个回答肯定者，即怀疑有酒精依赖的可能。《密歇根酒精依赖筛查量表》（Michigan Alcoholism Screening Test, MAST）可用于在人群中筛查出可能有酒精依赖问题的人，共有 25 个条目，如总分≥5，则提示有酒精依赖。而《酒精使用障碍筛查量表》（AUDIT）第 4~6 项分数高提示存在或可能出现酒精依赖（见附录）。

酒精依赖的 ICD-10 诊断如下。

通常需要在过去一年的某些时间内体验过或表现出下列至少 3 条：

（1）对使用酒精的强烈渴望或冲动感；

（2）对饮酒行为的开始、结束及剂量难以控制；

（3）当饮酒被终止或减少时出现生理戒断症状；

（4）因饮酒行动而逐渐忽略其他的快乐或兴趣，在获取、使用酒或从其作用中恢复过来所花费的时间逐渐增加；

（5）出现耐受状态，必须使用较高剂量的酒才能获得过去较低剂量的效应；

（6）固执地饮酒而不顾其明显的危害性后果，如过度饮酒对肝的损害、周期性大量饮酒导致的抑郁心境或与酒有关的认知功能损害。

四、酒精戒断综合征

长期饮酒形成酒精依赖的患者突然停酒或减量后出现一系

列神经精神症状，如谵妄、肢体震颤或抖动、幻觉妄想等，称为酒精戒断综合征（alcohol withdrawal syndrome，AWS）。

（一）临床表现

兴奋、坐立不安、焦虑、失眠、肢体震颤或抖动、恶心、呕吐、幻觉妄想、心动过速、血压升高、大汗、腱反射亢进、强直 – 阵挛性癫痫发作（酒精戒断继发癫痫发作）、震颤谵妄等。

上述症状的发生往往有一个典型的时间点（图 2-1）。通常在停酒后 4~12 小时出现早期症状，如焦虑、抑郁情绪，恶心、呕吐、食欲减退、寒战、出汗、肢体抖动、震颤、心率增快、血压升高等自主神经功能亢进症状，表现为入睡困难、噩梦、易醒等。其中震颤是典型的戒断症状之一，一般发生在停饮后 7~8 小时。因此，慢性酒精中毒患者常常在晨起表现手指及眼睑震颤，严重者可出现不能咀嚼和站立不稳。这种震颤可由于活动或情绪激动而出现或加重，又由于恢复饮酒在数分钟内减轻或消失。停饮后 48 小时左右，戒断症状达到高峰。癫痫发作一般发生在停饮后 6~48 小时，酒精戒断性谵妄（也称为震颤谵妄）通常在停饮后 48~96 小时发生。之后 4~5 天，戒断症状逐渐减轻或消失。部分患者戒断症状可能延迟在戒酒后 5~10 天才会出现。

（二）临床评估与诊断

1. 临床评估

（1）酒精戒断综合征的起病和病程均有时间点，并与饮酒种类、饮酒量多少有关。因此，需要全面了解病史，尤其是饮酒年限、饮酒量、每天饮酒次数、饮酒种类、近日是否还在饮酒或停酒或减量，便于合理评估症状的产生、发展以及与最后一次饮酒的关系。

（2）评估患者当前处于哪种酒精中毒状态，营养如何，有无躯体疾病，有无潜在的攻击性和自杀风险。

（3）了解是否曾采取过什么治疗措施，目前疾病发展的趋势和潜在存在的问题，是否需要立即干预。对于既往无精神病史，突然出现精神病症状者，应该警惕酒精戒断综合征的可能性。

（4）震颤谵妄通常在饮酒减少或停止 48~96 小时内出现，

长期饮酒形成酒精依赖的患者突然停酒或减量后出现一系列神经精神症状，如谵妄、肢体震颤或抖动、幻觉妄想等，称为酒精戒断综合征（alcohol withdrawal syndrome，AWS）。

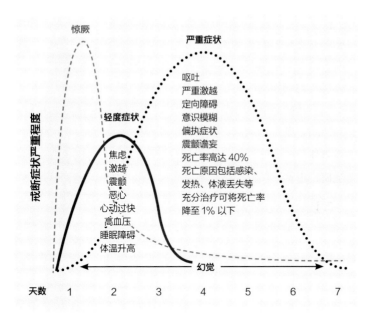

图 2-1 戒断症状与戒断时程之间的关系

通常在停酒后的 4~12 小时内出现早期症状，如焦虑、抑郁情绪，以及恶心、呕吐、食欲减退、寒战、出汗、肢体抖动、震颤、心率增快、血压升高等自主神经功能亢进症状，表现为入睡困难、噩梦、易醒等。其中震颤是典型的戒断症状之一，一般发生在停饮后 7~8 小时。因此，慢性酒精中毒患者常常在晨起表现手指及眼睑震颤，严重者可出现不能咀嚼和站立不稳。这种震颤可由于活动或情绪激动而出现或加重，又因复饮在数分钟内减轻或消失。停饮后 48 小时左右，戒断症状达到高峰。癫痫发作一般发生在停饮后 6~48 小时，酒精戒断性谵妄（也被称为震颤谵妄）通常在停饮后 48~96 小时发生。之后 4~5 天，症状逐渐减轻或消失。部分患者的戒断症状可能延迟在戒酒后 5~10 天才会出现

高峰发生在停酒后第 4 天左右。因此在停用酒精的数天中应严密观察病情变化，并做详细的精神检查来辅助震颤谵妄的诊断。

（5）酒精戒断综合征可能存在戒断后的癫痫发作。在评估这类患者时，要注意监测患者的生命体征、气道通畅性，并做详细的躯体检查。

（6）实验室检查：包括全血细胞计数、电解质、肝功能、肾功能、甲状腺功能、维生素 B_{12}、叶酸、HIV 检测、脑电图、心电图、胸片、头颅 CT 或磁共振、腹部超声和心脏超声等。通过尿毒品检查以排除其他物质的滥用。

戒断综合征可出现片段的幻觉，特别是以视幻觉为主，应与精神分裂症等精神障碍加以鉴别。如果幻觉发生于酒精戒断期间，也有别于慢性酒精中毒所致精神障碍。如果患者无定向力障碍、记忆丧失、发热、心动过速（心率＞125 次 / 分）等症状，则可排除震颤谵妄的可能性。发生在戒断期间的焦虑、抑郁情绪，应当与焦虑、抑郁障碍加以鉴别。

另外，还需要评估患者及家属对酒精戒断的认识，治疗的期望值，患者的依从性，以及家庭和社会支持系统等。

2. 诊断标准

（1）症状标准

❶ 存在停用或减少酒精使用史，至少存在下列 3 项精神症状：意识障碍；注意力不集中；幻觉或错觉；妄想；记忆减退；判断力减退；焦虑、抑郁、易激惹、情感脆弱；精神运动性兴奋或抑制；睡眠障碍；人格改变。

❷ 停用或减少酒精使用时，至少存在下列两项躯体症状或体征：寒战、体温升高；出汗、心率过速或过缓；肢体抖动；流泪、流涕、打哈欠；瞳孔扩大或缩小；全身疼痛；恶心、呕吐、厌食或食欲增加；腹痛、腹泻；粗大震颤或抽搐。戒断症状的严重程度与患者所用酒精年限和剂量有关，再次使用酒精可缓解上述症状。

（2）严重影响患者的学习、生活、职业以及人际关系功能。

（3）排除其他精神障碍，如双相障碍、抑郁障碍等，以及其他物质所致精神障碍。

五、震颤谵妄

震颤谵妄（delirium tremens）是在慢性酒精中毒或长期酒精依赖的基础上，在突然停酒或减少酒量后 48 小时后出现，表现为短暂的、伴有躯体症状的急性短暂意识障碍状态。发作时患者意识不清，存在时间和地点定向障碍，以及生动而鲜明的幻觉或错觉、全身肌肉震颤和行为紊乱三联征。幻觉以恐怖性幻视多见，如看到大小不同的动物、恐怖场面、丑陋的面孔等，可有精神运动性兴奋、癫痫大发作。常伴有自主神经功能亢进，症状具有昼轻夜重的特点。严重时可危及

震颤谵妄（delirium tremens）是在慢性酒精中毒或长期酒精依赖的基础上，在突然停酒或减少酒量后 48 小时后出现，表现为短暂的、伴有躯体症状的急性短暂意识障碍状态。

生命，如不及时治疗，死亡率可达到25%~50%。震颤谵妄持续时间不等，一般3~5天，有的患者的谵妄可能持续时间较长。病情恢复后，对病中经过可有不同程度的遗忘。

（一）临床表现

1. 前驱症状表现为"三T"综合征：震颤（tremor）、体温升高（temperature）和心动过速（tachycardia）。

2. 注意力不集中、意识模糊、定向力障碍、记忆丧失、言语障碍、感知觉障碍等。瞬时记忆或工作记忆减退，注意功能受损，近期记忆力和远期记忆力也会受到影响。

3. 语言障碍，出现构音困难、命名障碍、理解力下降或书写困难。

4. 感知觉障碍，最常见的是视幻觉，也可出现幻触、幻味或幻嗅等。存在片段妄想症状，以被害妄想为主。其他常见的有睡眠障碍（昼夜颠倒），情感或情绪变化，如兴奋、易激惹，恐惧，焦虑抑郁等。

5. 警觉性增高，表现精神运动性兴奋、冲动、伤人毁物等。也可表现精神运动性抑制，情感淡漠、昏睡或嗜睡。二者也可混合存在。

6. 神经系统异常，除震颤外，可见肌阵挛、扑翼样震颤、腱反射和肌张力改变。

7. 严重者可发生癫痫发作，以癫痫大发作为主。大多在大量饮酒或戒断后24～72小时发生。发作前可见震颤、大汗、谵妄等戒断症状。

（二）临床评估与诊断标准

1. 临床评估

（1）详细采集现病史并回顾既往病史：包括患者饮酒的年龄，是否首次发病，既往有无精神疾病史，本次发病的精神状态与既往的状态有无差异，病程是间断的还是持续性的，发病前的社会功能状况，经过何种治疗等。首先，应该评估震颤谵妄发生的潜在原因。对于这类患者要快速视诊，评估患者的意识水平和兴奋程度，以及潜在的攻击性及自杀风险，必要时给予冲动行为干预或约束保护措施。

"三T"综合征：震颤（tremor）、体温升高（temperature）和心动过速（tachycardia）。

（2）临床症状特点：震颤谵妄是一种急性脑器质性综合征，发生率大约5%。通常在饮酒减少或停止48~96小时内出现，从意识蒙眬到昏迷，夜晚症状加重，呈现波动的病程，持续时间一般1~5天。表现焦虑不安，撕抓被褥、捉空摸床，无目的外走，激越和攻击行为，也可以出现淡漠、迟滞反应等。如果持续时间较长，要排除其他器质性因素。

（3）病程：一般可在数日内恢复，恢复前先进入持续性嗜睡眠状态，醒后症状完全消失，谵妄症状大多被遗忘。病程一般不超过两周。大量饮酒在10~15年以上，躯体功能差、伴有癫痫发作，既往发生过震颤谵妄者更容易出现震颤谵妄，并持续较长时间。

（4）体格检查：体格检查，尤其是详细检查神经系统，排除其他躯体疾病。密切观察患者的生命体征。心动过速提示戒断症状或其他躯体疾病，发热可能是感染的一个信号，呼吸频率加快应该警惕肺部感染或呼吸衰竭等。常合并躯体疾病，如肝功能损害、心功能受损、肺部感染、上消化道出血、低血糖、高血糖、高血压、胰腺炎、电解质紊乱等；若不及时治疗，容易导致死亡。

（5）精神检查：评估患者目前的意识水平、感知障碍、认知障碍、精神运动性兴奋或抑制程度、情绪状态、以及潜在的攻击性及自杀风险、制订相应的干预措施。

（6）实验室检查：包括全血细胞计数、血生化、肝功能检测、甲状腺功能测定、维生素 B_{12}、叶酸、HIV 检测、脑电图、心电图、胸片、头颅 CT 扫描、腹部超声、心脏超声等。尿毒品检测以排除其他物质滥用。

（7）向家属了解患者居住的环境、家庭照料和管理状况、谵妄发生的时间。明亮的房间或适当的照料，可以减轻或抑制谵妄的发生；黑暗或深夜的环境可能加重谵妄症状。在幻觉的支配下，患者可能存在敌意或攻击行为。治疗上避免使用大剂量抗胆碱能药物、精神药物等。

（8）酒精依赖患者大量饮酒或突然戒断时会出现癫痫发作。发作时间越长，并发症和死亡的风险性越高，需要紧急评估和处理。首先，临床医师快速评估患者的意识水平、心肺功能等。其次，密切监测患者的生命体征，并进行详细的体格检查，防止外伤和窒息。此外，临床医师需要了解患者既往有无癫痫发作史。

2. 诊断标准

存在停用或减少酒精使用史，并出现以下症状：

（1）意识障碍，注意力涣散，定向障碍。

（2）生动鲜明的视幻觉或错觉，内容丰富，大多为小动物和各种各样的昆虫在爬行。也可出现幻听、幻触等，如听到辱骂声、威胁性言语，或出现蚁走感、针刺、刀割感等。

（3）兴奋躁动、激越、焦虑、恐惧等表现，甚至出现攻击行为。

（4）躯干、四肢、舌及全身出现粗大震颤。

（5）自主神经系统症状：如瞳孔扩大、心动过速、血压升高、发热、大汗、潮红、恶心、呕吐、腹泻或便秘等。

六、酒精所致精神病性障碍

长期或大量饮酒，在无明显意识障碍的情况下，出现幻觉、妄想、情感障碍，精神运动性兴奋或抑制。常见有酒精所致幻觉症、酒精所致嫉妒妄想症、酒精所致偏执症和酒精所致精神病。

（一）临床表现

1. 酒精所致幻觉症（alcoholic hallucinosis）

酒精依赖患者习惯性饮酒或大量饮酒后（通常在停止饮酒后24~48小时）出现以幻觉为主的症状，不包括醉酒、震颤谵妄状态下出现的错觉、幻觉等。

酒精依赖患者更多的是幻听。酒精所致的幻觉症分为原始幻觉型、急性幻觉型、慢性幻觉型以及症状性幻觉型。

（1）原始幻觉型：产生于饮酒中断后数小时，持续数分钟，为一过性听幻觉，声音单调，如"敲门声"、"枪发射声"，后逐渐变成耳鸣或发展为谵妄状态。

（2）急性幻觉型：饮酒减少或中断酒精，在失眠、出汗、震颤等戒断症状后出现，数周后消失。

（3）慢性幻觉型：出现于震颤谵妄之后，持续3个月以上。

（4）症状性幻觉型：发生于慢性酒精中毒患者，常有命令性幻听和被控制体验，多在停止饮酒1个月左右症状明显。

长期或大量饮酒，在无明显意识障碍的情况下，出现幻觉、妄想、情感障碍、精神运动性兴奋或抑制。

2. 酒精所致嫉妒症（alcoholic delusion of jealousy）

慢性酒精中毒或酒精依赖患者坚信配偶对自己不贞，这是酒精所致精神障碍常见的妄想症状之一。

患者坚信配偶对自己不忠诚，以男性患者多见。早期患者可进行与嫉妒妄想无关的社会活动。后期随着脑病变的加重，嫉妒妄想荒谬离奇，如怀疑妻子与父亲甚至少年儿童相爱等。

（二）临床评估和诊断标准

1. 临床评估

（1）评估患者的精神状态，有无冲动伤人、毁物攻击行为或潜在风险，是否需要立即采取相应的医疗干预。

（2）了解既往病史，包括精神病史、躯体疾病史以及酒精、药物使用史。后者包括目前服用何种药物以及饮酒情况，如饮酒年限、每天饮酒次数和数量，近期是否在饮酒或减量或停止饮酒。也应评估精神病症状或情绪障碍与饮酒的关系。

（3）评估患者的认知功能有无受损，了解患者饮酒前后的人际关系变化，评估患者是原发性人格障碍还是继发性人格改变。

（4）头颅磁共振或 CT 检查常见皮质性萎缩和脑室扩大。

（5）酒精所致幻觉症或嫉妒妄想症应与精神分裂症、偏执性精神病、偏执性人格加以鉴别，前者有酒精依赖史。

（6）实验室检查：全血细胞计数、血生化、肝功能检测、甲状腺功能测定、维生素 B_{12}、叶酸、HIV 检测、脑电图、心电图、头颅 CT 扫描等。

（7）神经心理评估：常用《酒精使用障碍筛查量表》、《密歇根酒精依赖筛查量表》、《阳性症状和阴性症状量表》（PANSS）、《简明精神病量表》（BPRS）、《汉密顿抑郁量表》（HAMD）、《汉密顿焦虑量表》（HAMA）、《简易智能状况检查》（MMSE）、《明尼苏达多相人格调查表》（MMPI）。

2. 诊断标准

酒精依赖患者在意识清晰状态下出现以下情况：

（1）症状标准：①生动的幻觉，常为听幻觉，也可能涉及多种感官的幻觉；②妄想状态，以嫉妒和被害妄想为主；③精神运动性兴奋或抑制，也可出现木僵状态；④情感障碍，可从极度恐惧到销魂状态。

（2）急性期停止饮酒后，精神病性症状持续时间较短，典型病例在 1 个月内至少部分缓解，6 个月内痊愈。

（3）社会功能严重受损。

（4）排除其他精神活性物质加重或诱发的精神障碍（如精神分裂症）、心境障碍、偏执性或分裂性人格障碍等。

七、韦尼克脑病与科萨科夫综合征

（一）韦尼克脑病

韦尼克脑病（Wernicke encephalopathy）是最严重的酒精中毒性脑病，起病急骤，临床表现以精神错乱、眼球运动异常、共济失调三联征为特征，常常与维生素 B_1（即硫胺素）缺乏有关。

1. 临床表现

韦尼克脑病是一种急性脑器质综合征。起病一般较急，呕吐和眼球震颤是最早出现的症状，共济运动障碍常在眼部症状之后出现。初起时症状相当严重，数天之内即发展到难于站立及步行。轻型病人表现为小脑性共济失调，走路时步基较宽，易于倾跌。常伴有言语含糊、构音不连贯等现象。此外，80%左右的患者出现精神症状，轻者表情淡漠、举止随便、对周围环境无兴趣、注意力不集中，存在时间、地点和人物的定向力障碍，有的表现为嗜睡；重者精神错乱、谵妄状态，定向力和记忆力严重损害。

典型的韦尼克脑病以精神错乱、眼球运动异常、共济失调三联征为特征。大多数患者还伴有低体温、低血压和心动过速。部分患者还可伴有肝病、心力衰竭、胰腺炎和周围神经疾病等并发症。此病预后较差，80% 的幸存者可能发展为科萨科夫综合征。

2. 临床评估和诊断标准

（1）临床评估

❶ 临床表现有三大特点，其中以眼肌症状最为突出。如病人

典型的韦尼克脑病以精神错乱、眼球运动异常、共济失调三联征为特征。

不出现眼肌症状，诊断本病有一定难度。临床表现以意识障碍为主的急性发病患者，应高度考虑韦尼克脑病。如病人以记忆能力缺失为特征，则称为科萨科夫综合征。

❷ MRI 检查显示韦尼克脑病患者的双侧丘脑和脑干有对称性病变，第三脑室和导水管周围存在对称性长 T_2 信号影，而且乳头体萎缩被认为是急性韦尼克脑病特征性神经病理异常。

❸ 临床上应注意与颅内感染、头部外伤、脑血管疾病、代谢障碍等引起的脑器质性疾病加以鉴别，除详细了解病史、全面查体外，还需要一些实验室检查，如 CT、MRI、脑电图、脑诱发电位、血细胞分析、血生化、免疫系统检查等有助于进一步确定诊断。

（2）诊断标准

❶ 患者有长期酗酒和营养不良等病史；

❷ 临床表现以持续的眼球运动异常、共济失调、精神错乱三联征为特征；

❸ 维生素 B_1 治疗有效。

（二）科萨科夫综合征

科萨科夫综合征（Korsakoff syndrome）又称遗忘综合征，是一种选择性或局限性认知功能障碍，以部分逆行性遗忘、完全顺行性遗忘、错构、虚构症状为特征。大多数患者为急性脑病的后遗症，也可能是慢性酒精中毒的结果。

1. 临床表现

（1）遗忘：是本综合征突出和严重的症状之一，包括顺行性遗忘和逆行性遗忘。顺行性遗忘是指不能回忆疾病发生以后一段时间内所经历的事件。逆行性遗忘是指不能回忆疾病发生之前某一阶段的事件。患者不能保留新发生的信息，如对自己刚说过的话、刚经过的事件不能回忆。社会功能明显受损。

（2）虚构：指患者将过去事实上从未发生的事或体验说成确有其事，其内容荒谬、变化不定。这源于患者对既往发生的事情不能回忆，常常杜撰一些事件来填补记忆中的空白。

（3）错构：是一种记忆的错误。患者由于记忆力减退，弄不清事件发生的先后次序，具体时间、地点等，将过去所发生的事

科萨科夫综合征（Korsakoff syndrome）又称遗忘综合征，是一种选择性或局限性认知功能障碍，以部分逆行性遗忘、完全顺行性遗忘、错构、虚构症状为特征。

件或体验重新组合，并坚信这是真实的事件。

（4）认知功能障碍：Korsakoff 综合征主要是抽象概况和形成困难，学习新知识困难，特别是新近接触过的人名、地名和数字不能回忆，从一种思维转移到另一种思维困难。感性认知功能也常受到影响。

（5）定向障碍：Korsakoff 综合征患者对时间、地点或人物定向错误，特别是时间定向问题。自发性言语和动作减少，自知力和判断力受损。

（6）其他表现：Korsakoff 综合征患者可能发生不同程度的多发性神经炎、肌肉萎缩和肌肉麻痹、腱反射减弱，部分患者还可能有轻微的眼球震颤。

2. 临床评估和诊断标准

（1）临床评估：典型的 Korsakoff 综合征的诊断并不难。意识清晰而有明显的记忆障碍，便可诊断为 Korsakoff 综合征。轻度记忆障碍患者，采用特殊检查才能识别。韦氏智力测验结果可能在正常范围内，但韦氏记忆测验得分明显低于正常人。本征是以顺行性遗忘、逆行性遗忘、视知觉与解决问题能力减退为主的综合认知障碍。数学－符号替换作业、图中找物及其他概念形成测验的成绩下降。

临床上注意排除颅内感染、头部外伤、脑血管疾病、代谢障碍等引起的脑器质性疾病。除了详细了解病史、全面查体外，需要一些实验室检查，如 CT、MRI、脑电图、血细胞分析、血生化、免疫系统检查、经颅多普勒、血流变等有助于进一步鉴别诊断。患者的认知功能、执行功能需要用相关的量表评估。

（2）诊断标准：①存在长期大剂量使用酒精的客观依据；②表现为近记忆障碍，学习新知识困难；③无即刻回忆损害、意识障碍及广泛的认知损害；④时间感受障碍表现为错构或虚构（不是诊断的必需条件）；⑤情感活跃或欣快、淡漠、缺乏始动性继发人格改变（不是诊断的必需条件）；⑥社会功能受损；⑦排除器质性遗忘综合征（非酒或其他精神活性物质所致）、有明显记忆损害的其他器质性遗忘综合征（例如痴呆或谵妄）、抑郁性障碍等。

八、酒精所致人格障碍

由于长期饮酒，患者的人格特征发生持久性改变，行为模式明显偏离常态，导致环境适应不良，甚至与社会和他人发生冲突，给自己或社会造成严重后果。酒精所致人格改变是中枢神经系统慢性中毒的一种结果。

（一）临床表现

1. 自私、孤僻、冷漠，没有亲情，对家庭或工作全无责任感，道德标准下降，整日所关心的只是酒。除酒精之外，对一切都无所谓，甚至面对亲人的不幸也置之不理。

2. 情绪非常不稳定，警觉性高，猜忌心强，控制能力丧失，行为粗暴、残忍，急躁、好发火，经常发生家庭暴力，打砸物品，甚至冲动伤人。

3. 注意力不集中，记忆力减退，工作能力下降或缺失。

4. 病人的性格明显改变，对酒有强烈的渴求，为了能喝到酒，以致偷窃、诈骗，无所不为。饮酒前后相比判若两人。

（二）临床评估与诊断

1. 临床评估

（1）收集详细的病史，尤其是患者饮酒后的行为模式，包括生活方式、兴趣爱好、人际关系、心境状况、工作能力等。一些人格特质往往不为患者本人所察觉，如敏感多疑、嫉妒妄想和缺乏信任等，某些信息由知情者提供。

（2）酒精所致人格障碍属于继发性人格改变，与长期饮酒导致中枢神经系统慢性中毒有关。原发性人格障碍起病于童年或青少年，并长期持续发展至成年或终生。人格障碍者容易合并物质滥用，通过详细询问知情者，了解患者饮酒前后的人格特征，以甄别是否存在原发性人格障碍。

（3）排除灾难性创伤后的持久性人格改变以及其他精神病后的人格改变，或其他非酒精性的脑器质性人格改变。

（4）《明尼苏达多相个性测验》（MMPI）、《艾森克人格问卷》（EPQ）等量表检查有助于进一步明确诊断。

2. 诊断标准

与饮酒前比较，患者习惯的行为模式发生显著改变，尤其是情感表达、需求和冲动控制发生的变化。除具备长期饮酒史、排除其他脑病或功能障碍的病史外，需具备下列两种或两种以上表现方能明确诊断：

（1）目标指向性活动的能力持续减退，特别对待耗费时间较长且不能当时就获得满足的活动。

（2）情绪及行为改变，情绪不稳定、肤浅及无原因的高兴（欣快、不恰当的玩笑），且易转变成易激惹或短时间的暴发性愤怒和攻击行为，有的以淡漠为突出。

（3）不考虑后果或社会习俗地表露自我需要和冲动（病人可从事违反社会的行为，如偷窃、不恰当的性满足、狼吞虎咽式的进食或不顾个人卫生）。

（4）认知功能障碍，表现为怀疑或偏执观念和（或）过分沉溺于单一且往往是抽象的问题（如宗教问题的"对"与"错"）。

（5）言语速度和语流明显改变，赘述、黏滞和过分形象化。

（6）性行为改变（性欲减退或性偏好的改变）。

不包括灾难性创伤后的持久性人格改变、精神病后的人格改变、其他非酒精引起的脑器质性人格改变，以及各种原发性人格障碍。

九、酒精所致痴呆症

酒精所致痴呆症（alcoholic dementia）是酒精对脑组织长期直接作用导致以智能损害为主的综合征，表现为人格改变、智力障碍、记忆力损害等。

（一）临床表现

1. 多数患者隐袭起病，出现多种高级皮层功能的紊乱，其中包括记忆、思维、理解、计算、学习能力、语言和判断功能。常伴有认知功能的损害，可见存在以情绪控制和社会行为或动机的衰退作为前驱症状。

2. 初期表现为倦怠感，对事物不关心，情感平淡。继续发展可出现衣着不整、不讲卫生、失去礼仪等。逐渐出现认知障碍、

酒精所致痴呆症（alcoholic dementia）是酒精对脑组织长期直接作用导致以智能损害为主的综合征，表现为人格改变、智力障碍、记忆力损害等。

定向力障碍和识记障碍，随后学习新事物的能力、抽象思维、注意力、视空间视觉运动协调及空间知觉等均显著下降，无语言和阅读障碍。随酒精中毒的加重，出现记忆力丧失，不认识亲人，或不识归途等严重的认知损害。后期，患者的个人生活能力逐渐丧失，人格衰退，多死于严重并发症。

3. 脑电图可出现低波幅慢波。CT 检查显示脑室扩大，脑皮质特别是额叶显著萎缩等。

（二）临床评估和诊断

1. 临床评估

（1）诊断酒精所致痴呆症时，需与其他原因引起的脑器质性痴呆以及酒精戒断出现的意识改变相鉴别。停止饮酒 3 周以上，上述痴呆症状仍然存在，可以诊断本症。判断是否存在痴呆时，应避免假性痴呆：如动作缓慢和全身虚弱，动机或情绪的变化，尤其是抑郁症也可能出现类似痴呆的表现，这些情况均不属于智能障碍。

（2）角色功能变化（如保持或寻找工作能力下降）不能成为诊断痴呆的标准。因为角色扮演是否恰当存在着文化的差异，所以应当考虑文化背景的影响。

（3）年轻的慢性酒精中毒患者出现视空间认知障碍、知觉协调运动障碍，可能是酒精所致痴呆的早期表现，应及时采取治疗措施，以防止疾病的发展。

（4）长期（通常 10 年以上）酗酒对人体许多器官系统均有损害，发生多种躯体疾病和精神障碍，甚至不可逆性病理损害，如肝功能损害、肝硬化、多发性周围神经炎、中枢神经系统变性、脑萎缩、严重心律失常、充血性心力衰竭、心肌病、心肌梗死、高血压以及血小板数增多、凝集功能增加，以及纤维蛋白自发性溶解时间延长等。所以，对该类患者应该进行血常规、血生化、出凝血时间、免疫球蛋白等检查，心脏超声、腹部超声、心电图、脑电图、脑 CT 或 MRI、肌电图、神经电生理检查，以及神经心理测验等，对鉴别诊断及评估酒精中毒程度有重要的临床意义。

2. 临床诊断

诊断酒精所致痴呆症的基本条件：

（1）病史和体格检查显示记忆障碍与酒精持续作用有关。

（2）存在以妨碍个人日常生活的记忆和思维减退表现。典型的记忆损害表现为影响新信息的识记、贮存和再现，且以前学过和熟悉的东西也可能丢失。这种现象尤其见于痴呆晚期。

（3）除明显的记忆障碍外，还有思维、逻辑推理、理解判断等方面的损害或者下降。

（4）信息摄入过程受损，使病人逐渐感到难以同时注意一个以上的刺激，例如参与几个人的交谈，以及将注意的焦点从一个话题转移到另一个话题。

酒精所致痴呆症诊断的重要依据是在意识清晰的前提下出现认知功能缺损。如果痴呆伴有谵妄状态，可双重诊断。上述症状的存在和功能损害至少已经 6 个月，方可确定酒精所致痴呆症的临床诊断。

十、间发性酒狂

间发性酒狂是酒精依赖的一种特殊类型。其特点是周期性的狂饮发作，每次发作前常有难以忍受的苦闷、烦躁以及躯体不适，随之出现强烈的、难以遏止的饮酒欲望和狂饮行为。患者表现为无节制地狂饮数日，言行也一反常态，有的变得羞怯怕见人，有的则行为狂暴，也可出现妄想症状。间歇期不思饮酒，甚至厌恶酒精。一般周期为数周、数月或更长。这种发作有些可能是癫痫性精神障碍的一种表现，或者是精神分裂症、躁狂症、人格障碍的一种精神症状，但也有原因不明者。ICD-10 将"间发性酒狂"归入"酒精依赖"，但未赋予其明确的定义和诊断标准。

其特点是周期性的狂饮发作，每次发作前常有难以忍受的苦闷、烦躁以及躯体不适，随之出现强烈的、难以遏止的饮酒欲望和狂饮行为。

第二节　酒精相关躯体障碍的临床表现

一、酒精相关神经系统损害

（一）中枢神经系统损害

酒精所致中枢神经系统损害主要表现为韦尼克脑病、科萨科夫综合征、酒精中毒性小脑变性及脑桥中央髓鞘溶解症等脑病，其中韦尼克脑病和科萨科夫综合征在前一节已进行了阐述，本节主要介绍酒精中毒性小脑变性和脑桥中央髓鞘溶解。

1. 酒精中毒性小脑变性
（alcoholic cerebellar degeneration，ACD）

ACD 患者多为男性，均有长期饮酒史，多在中年以后发病，病程为数月至数年。主要表现为躯干及下肢共济失调，部分伴有周围神经病，脑 CT 显示多数患者有小脑萎缩。小脑受损多表现为头昏、步态不稳、手笨拙、持物不稳等症状；体征主要表现为躯干及下肢共济失调，如跟膝胫试验不准、步态不稳、沿直线步态不稳、闭目难立征（Romberg 征）阳性等。部分有上肢共济失调、言语缓慢、眼球震颤等。

2. 酒精中毒性脑桥中央髓鞘溶解症
（alcoholic central pontine myelinolysis，CPM）

突然发生的四肢瘫痪和假性延髓性麻痹是 CPM 的典型表现。双上肢瘫常较双下肢瘫严重，假性延髓性麻痹可出现吞咽困难、饮水呛咳、构音障碍、强哭强笑等表现。患者早期可出现不同程度的意识水平改变。部分患者在意识障碍前表现为精神行为异常，如兴奋、多语、情绪不稳定、易激动、烦躁，继而转变为不说话、不能吞咽、少动及表情淡漠等类似精神运动性抑制症状，有时被误诊为木僵而进行抗精神病治疗。脑病病灶大时可引起完全或不完全闭锁综合征（locked-in syndrome）。还可出现双侧瞳孔异常、单侧或双侧外展神经麻痹、侧视麻痹、眼震、眼球协同运动障碍等眼部症状。

（二）周围神经系统损害

酒精所致周围神经系统损害主要包括慢性酒精中毒性周围神经病、慢性酒精中毒性肌病等。

1. 慢性酒精中毒性周围神经病
（chronic alcoholism peripheral neuropathy，CAPN）

CAPN 在酒精所致周围神经系统损害中最为常见。早期临床表现以感觉障碍为主，包括肢体远端疼痛、感觉异常、感觉迟钝等。神经病性改变以慢性肌无力和肌萎缩为主，可合并自主神经功能障碍及腱反射减低，与其他原因所致周围神经病变表现相似。神经损害的特点是感觉神经受累较运动神经重，双下肢受累较双上肢重，深感觉障碍多见。CAPN 患者脑神经受损常不一致，可有瞳孔缩小，光反射迟钝，也可见粗大眼震。最常损害部位是动眼神经、外展神经及前庭神经，损害可单独存在，也可与并发症（如糙皮病、韦尼克脑病等）同时存在。患者可出现心血管系统异常、性功能减退、排尿障碍等自主神经调节功能异常症状。

2. 慢性酒精中毒性肌病
（chronic alcoholism myopathy，CAM）

肌肉疼痛、肌无力和肌肉萎缩等骨骼肌损害症状常见于慢性酒精中毒患者，约 40%~60% 的患者可出现这些症状，被称为慢性酒精中毒性肌病，严重影响工作能力和生活质量。骨骼肌损害症状最常见，包括肌无力、肌肉疼痛、肌肉痉挛等，其中肌肉萎缩和肌力减退是最常见的体征，均表现为四肢对称性分布。同时伴有感觉减退、感觉障碍，呈四肢远端对称性分布的特点。

二、酒精相关心血管系统损害

（一）急性酒精中毒性心脏损害（acute alcoholism heart injuries，AAH）

大量饮酒可引起急性的心脏损害，患者多有胸痛、胸闷、心前区不适，心悸等症状。查体可有心音低钝、心律不齐，严重者甚至发生急性肺水肿、猝死等。酒精中毒时间越长，心脏损害的发生率越高，心电图可表现为缺血性 ST–T 段变化，心房颤动、窦性心动过速等心律失常改变。实验室检查中，肌钙蛋白和心肌酶（特别是肌酸磷酸激酶）是特异性和敏感性很高的心脏损害标记物。急性酒精中毒对心脏的损害，只要治疗及时，大多数可以治愈。

（二）酒精性心肌病（alcoholic cardiomyopathy，ACM）

长期过量饮酒或间断酗酒对心血管系统的影响主要是导致心肌变性，从而心脏扩大，表现为心功能不全的一类继发性心肌病，被称为酒精性心肌病。据统计，ACM 占所有心脏疾病病例的 3.8%，而且由于其没有确切的诊断标准，人群中还有相当一部分潜在的 ACM 患者。在长期大量饮酒的人群中，ACM 发病率为 23%~40%。

本病起病隐匿，多见于 30~55 岁的男性，有长期饮酒（10 年以上）或间断大量无节制饮酒病史。平时无自觉症状，或仅表现为心悸、胸闷，严重者可以出现充血性心力衰竭。可有心律失常，以心房颤动最为多见，其次是心房扑动、频发室性期前收缩、短阵室速甚至阿斯综合征。除非同时伴有冠心病或主动脉瓣狭窄，通常酒精性心肌病患者不会发生心绞痛，但可出现不典型胸痛，偶尔也有以心绞痛为突出表现者。此外，ACM 患者常出现血压偏高，特别是舒张压高，收缩压正常或偏低，可能与周围血管过度收缩有关。

ACM 患者 X 线检查表现为心影普遍增大，合并心力衰竭时可出现肺淤血、肺水肿甚至胸腔积液。超声心动图主要表现为左室重量增加，早期可有室间隔厚度 / 左室后壁厚度（IVS/LVPW）轻度增厚，但不伴有收缩功能减退，左室舒张内径正常；晚期室壁无增厚，少数伴有主动脉瓣钙化。心电图可有多种表现，如房室传导阻滞、左室肥厚、T 波低平，但无特异性改变。

三、酒精相关消化系统损害

（一）酒精性肝病（alcoholic hepatitis，AH）

AH 是最常见的酒精所致消化系统损害，其临床表现类似其他非酒精性肝病，症状较病毒性肝病轻。患者发病初期通常表现为脂肪肝，逐渐发展成酒精性肝炎、酒精性肝纤维化和酒精性肝硬化。

酒精性脂肪肝一般无症状或仅有轻度不适（乏力、腹胀等）。75%患者肝脏增大，偶尔并发肝内胆汁郁积出现黄疸，转氨酶可轻度升高，碱性磷酸酶一般不升高。酒精性肝炎一般具有明显的消化道症状，如食欲减退、乏力、腹胀、恶心、黄疸等。转氨酶明显升高，碱性磷酸酶、胆红素等也升高。严重者可并发肝功能衰竭。酒精性肝硬化多为隐袭性发病，患者在早期常无症状，晚期可出现与其他肝硬化类似的症状和体征。

酒精性肝病的诊断目的是：①确立是否为酒精性肝病；②酒精性肝病在临床病理属于哪个阶段；③与其他肝病鉴别。在诊断过程中应详细询问病史，特别是饮酒史，包括饮酒的种类、量、时间、方式和进食情况。肝脏活组织检查对确定酒精性脂肪肝、肝炎和肝硬化有肯定的价值，不仅有助于诊断，对于治疗和预后也十分重要。其他生化和特殊检查有助于了解肝脏的代谢异常、病情程度及与其他肝病的区别。

（二）酒精性胰腺炎（alcoholic acute pancreatitis, AAP）

AAP多见于35~45岁男性嗜酒者。首次发生AAP者，腹痛、恶心、呕吐等大部分症状是出现在停止饮酒数小时到48小时内，超声、内镜检查发现酒精性胰腺炎患者的胰腺在早期已有明显图像改变。与急性胆源性胰腺炎相比，AAP患者胰腺CT检查显示胰腺周围的渗出病变更为明显、严重。依据病史和临床表现，对AAP诊断并不困难，而血清二唾液酸转铁蛋白是AAP在病因诊断上区别于其他急性胰腺炎的准确、简便、快速的生化标志物。近年来AAP发病率逐年提高，其病死率也较非酒精性胰腺炎高。酒精在急性胰腺炎发病因素中占31.7%，仅次于胆道因素（41%）。而慢性胰腺炎发生率与饮酒量和饮酒持续时间呈正比，近10%的酗酒者最终发展成慢性胰腺炎。酒精性慢性胰腺炎的主要表现为腹痛、脂肪泻和糖耐量异常，诊断主要依靠病理和影像学检查，常规血液生化检查价值不大。

血清二唾液酸转铁蛋白是AAP在病因诊断上区别于其他急性胰腺炎的准确、简便、快速的生化标志物。

（三）酒精性胃炎（alcoholic gastritis, AG）

大量酒精在胃内快速吸收后，可直接损伤胃黏膜的上皮细胞，破坏胃黏膜的屏障作用，还可以对黏膜下血管造成损伤，导致胃黏膜充血、水肿、糜烂、出血，即出现"酒精性急性胃炎"。若做胃镜检查，可以见到胃和食管的黏膜有广泛性、多样性的大小不等的点状或片状充血、糜烂、出血，甚至有浅层溃疡。但损伤通常不超过肌层，所以愈合快，不留瘢痕。患者可表现为急性的上腹痛、腹胀、胃灼热、恶心、呕吐等症状，但部分患者也可能转为慢性胃炎。

酒精相关躯体障碍的临床表现见图 2-2。

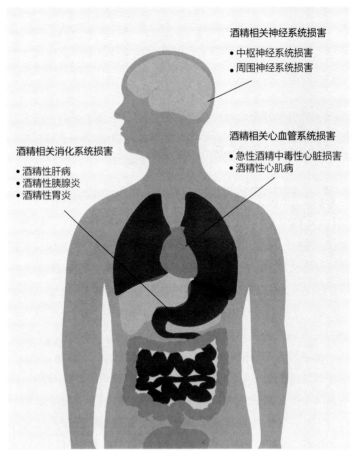

图 2-2 酒精相关躯体障碍的临床表现

第三节　与精神障碍共病的临床表现与评估

酒精相关精神障碍常常与其他精神障碍共同存在，这使得其临床症状表现错综复杂，临床诊断更加困难。研究发现，惊恐障碍、社交焦虑、广泛性焦虑、创伤后应激相关障碍、抑郁症、心境恶劣、躁狂症、行为障碍、注意缺陷障碍等与酒精相关精神障碍明显共患。一方面，约 53.6% 的酒精依赖者符合焦虑症诊断，约 34% 符合情感障碍诊断；另一方面，约 34% 的男性抑郁症、15% 的女性抑郁症以及约 20% 的精神分裂症者有酒精相关精神障碍。

惊恐障碍、社交焦虑、广泛性焦虑、创伤后应激相关障碍、抑郁症、心境恶劣、躁狂症、行为障碍、注意缺陷障碍等与酒精相关精神障碍明显共患。

一、临床表现

（一）与焦虑障碍共病

饮酒可减轻焦虑症状，长期饮酒用于缓解焦虑可导致酒精依赖。广场恐怖症、社交焦虑症发病往往早于饮酒，相反，惊恐障碍和广泛性焦虑往往开始于饮酒之后。在酒精依赖的病程中，戒断中的焦虑与其原发的焦虑常常混合存在，但是，在酒精戒断后 3 周仍然存在的焦虑多与原发的焦虑障碍相关。

女性酒精使用障碍者更易产生情感或焦虑障碍，或者女性情感或焦虑障碍者如果饮酒，更易于产生酒精使用障碍。

发生共病的危险因素包括：长期的感情纠葛、家庭破裂和缺少社会支持；另外，女性酒精使用障碍共病情感或焦虑障碍的危险性明显高于男性，提示女性酒精使用障碍者更易产生情感或焦虑障碍，或者女性情感或焦虑障碍者如果饮酒，更易于产生酒精使用障碍。

（二）与心境障碍共病

起病年龄较小，在出现抑郁症状的同时，更多表现出情绪化、消极的自我评价。此外，更多见嗜睡、焦虑情绪、自杀意念和暴力行为等。

更多具有阳性家族史，抑郁症具有酒精所致精神障碍阳性家族史是普通人群的 4 倍，而酒精所致精神障碍的一级亲属抑郁症先证者是普通人群的 2.6 倍。

临床表现、治疗预后、自杀风险均出现更多的负性影响结果。患者整体社会功能更低、边缘性人格障碍、分裂型人格障碍以及偏执更为常见。

（三）与精神分裂症共病

精神分裂症与酒精使用障碍共病时常常出现持续的精神症状，不论是在戒断、依赖或者停用阶段均可出现，更容易出现严重的自伤、自杀、伤人等危险行为。

共病者的精神症状需要与酒精戒断、酒精所致精神障碍、科萨科夫精神病的症状进行鉴别：酒精戒断时的精神症状是在酒精使用的绝对和相对减少情况下出现，具有时限性、一过性特点，伴有酒精戒断症状；酒精所致精神障碍的精神症状是在酒精使用过程中出现，具有突发性、症状鲜明、对患者自知力影响大的特点，症状具有非常大的伤害性，可出现残暴的伤人、自伤行为；科萨科夫精神病的精神症状具有"脑器质性"的特点，是在长期饮酒背景下出现，同时具有近事遗忘、定向障碍、欣快等科萨科夫综合征的表现。

诊断时需要反复确认病史，在酒精戒断 3~6 周后仍然存在的精神症状，具有精神分裂症的特点，在排除其他原因所致的精神障碍后方可考虑诊断精神分裂症与酒精使用障碍共病。诊断需特别注意对风险行为的评估，以利于安全有效的治疗。

（四）与创伤后应激相关障碍（PTSD）共病

这类患者可表现出高度的激惹性，容易冲动，或者是回避、不愿见人。饮酒可短暂降低对创伤的痛苦回忆，但是更容易导致情绪和行为失控，从而出现伤人、自伤甚至自杀的风险。

这类患者常常经历应激事件，比如战争、恐怖事件、车祸、早年创伤，各种自然灾难如地震、洪水、海啸、泥石流等。其 PTSD 发生时间可能是在应激后的早期，如 1~3 个月，或者延迟出现在创伤后多年。患者常常不主动报告应激事件，这需要医生通过详细纵向病史询问方能发现。

共病者的精神症状需要与酒精戒断、酒精所致精神障碍、科萨科夫精神病的症状进行鉴别。

（五）与其他物质依赖共病

酒精常常是其他物质依赖的入门级物质。合用的结果是临床直接损害的加重，如更多出现精神病性症状、情绪症状如焦虑、抑郁等。

多种物质依赖的戒断症状更为严重，一般会以多系统症状表现出来，多种不同的戒断症状会重叠出现，如交感神经亢进症状（坐立不安、血压升高、心动过速、多汗、其他消化系统症状）、情绪障碍（焦虑、抑郁）、睡眠障碍、严重索药行为。容易出现严重的躯体和精神症状，如脱水、癫痫、严重的激越，以及幻觉妄想症状等。例如，酒精依赖合并短效苯二氮䓬类药物（阿普唑仑），戒断时会增加癫痫发作风险，酒精依赖合并阿片类物质依赖会增加脱水风险。还会改变戒断症状出现和持续时间，例如酒精与长效苯二氮䓬类药物合用戒断时，癫痫、谵妄等严重戒断症状可能延迟出现。

合用的行为后果更为严重，在弱势群体如女性多药滥用者，更容易出现性创伤、并导致性传播疾病增加，如 HIV/AIDS 的传播。

二、共患精神障碍的评估与诊断原则

（一）基本原则

评估共患精神障碍及其症状应成为标准评估流程的一部分。评估内容应当包括患者的认知活动、情感活动如焦虑和抑郁情绪、与其他精神活性物质多药滥用等。评估中的一个重要目标是判断精神症状为饮酒的结果或是独立的共患疾病。一般来说，有些精神症状（如精神病性症状、情绪症状等）是急性中毒、戒断的一部分，如果没有并发症，急性中毒、戒断常常为自限性的。因而，在急性中毒、戒断病程之外，仍然有明显的精神症状，往往要考虑独立的精神障碍。比如，酒精急性效应或酒精戒断都可能导致焦虑和抑郁症状。当因果判断困难时，推荐在酒精戒断 2~3 周后进行再次诊断与鉴别诊断。但人格改变、认知功能损害常常是持续性的，戒酒后可能有所恢复，但很难回到病前水平。另外，大量饮酒与精神症状发生的时间关系也有助于鉴别诊断。

评估中的一个重要目标是判断精神症状为饮酒的结果或是独立的共患疾病。一般来说，有些精神症状（如精神病性症状、情绪症状等）是急性中毒、戒断的一部分，如果没有并发症，急性中毒、戒断常常为自限性的。因而，在急性中毒、戒断病程之外，仍然有明显的精神症状，往往要考虑独立的精神障碍。

大量饮酒与精神症状发生的时间关系也有助于鉴别诊断。

（二）使用筛查工具

评估共病的第一步是要考虑疾病的独立性和严重程度。轻度的焦虑和抑郁不需特别关注，重度焦虑抑郁需改变治疗的重点和方法。

对酒精依赖患者，可采用各类情绪和认知评定量表，如采用焦虑和抑郁的自评与他评量表（如 HAMA、HAMD、BECK 抑郁自评量表等）对酒精患者进行筛查和定期检查。

对精神病人，可使用 AUDIT 量表作为筛查工具，评估风险性、问题性或者依赖性酒精使用障碍。《精神活性物质使用问题筛查量表》（Alcohol, Smoking, and Substance Use Involvement Screening Test, ASSIST）则可用于精神卫生服务，筛查更为广泛的各类精神活性物质使用障碍。

（三）评估时机

当患者处于急性酒精戒断时难以评估其精神症状，所以一般需要在戒酒 3 周或更多的时间后进行评估，所以戒酒 3~6 周后表现出的焦虑和抑郁障碍才能排出与酒精戒断的关系，从而才能开展这些共病的治疗。

如果患者难以保持戒酒状态，则只能采用综合性的措施评估和处理可能存在的精神障碍共病问题。

第四节 筛查与早期识别

一、概述

研究发现，早期识别酒精相关问题不仅切实可行，而且相当有效。现有的筛查方法只要应用得当，可有效发现绝大部分患者，进而提供适当的早期干预。

总体而言，与其他健康问题的早期识别一样，早期识别与检测涉及两个方面：一方面涉及公众普及教育，增加公众对相关问题的认识，从而自我早期检测，早期求助；另一方面是对专业人员进行相关教育（包括继续教育），增加其检测、识别以及干预的能力，当有这些问题一旦出现时（尽管可能是应其他问题前来，或只是例行体检），不至于被忽略（漏诊）或被当做其他问题（误诊）。

对酒精相关问题的早期识别，在国外开展的时间也相对较短，而国内的经验则更为匮乏。因此，借鉴其他国家的经验相当重要。由于中国已基本形成基层医疗保健体系，如何在医疗保健机构以及综合医院推行对酒精相关问题的早期发现与检测就相当重要。

二、临床筛查与早期识别

根据现有证据，一般建议基层保健医生进行至少一年一次的酒精相关问题的筛查。这种筛查可以采用问卷的方式，也可以采用问诊的方式，可以由医生进行，也可以由护士完成。如果发现患者有可疑酒精相关问题，则应进一步了解病史，提供干预或转诊。

鉴于饮酒行为如此常见，且许多人明知过量饮酒属于不良嗜好或不健康行为，故在问诊时要特别注意措辞。比如，最好不要问"您是否过度饮酒？""您是否有酗酒的习惯？"等带有倾向性或评判性的问题。可以问"您最近一次喝酒是什

早期识别酒精相关问题不仅切实可行，而且相当有效。

么时候？""您最近一次醉酒是什么时候？"然后询问具体的细节，包括饮酒的类型、频度以及饮酒量。由于许多人不认为啤酒及果酒是酒类饮料，在询问饮酒情况时，一定要注意，可以将上述问题改为"您最近一次喝啤酒、果酒或白酒是什么时候？"

由于种种原因，饮酒者往往倾向于淡化或否认自己的饮酒问题。因此，使用一些客观的实验室指标往往可协助医生识别高危饮酒个体。近期酗酒可以通过检测血液（血液酒精浓度）、呼出气以及尿液等确定。对于慢性饮酒者，可以通过血中直接或间接的所谓酒精生物学标记进行检测，常用的指标包括丙氨酸转氨酶（ALT）、天冬氨酸转氨酶（AST）、γ-谷氨酰转肽酶（GGT），平均红细胞容积（MCV）等，可用作筛选试验。在特定地区及特定人群中，凡是上述一项或多项异常者，均应疑似过度酒精使用者或酒精依赖者。另外一项虽然较新但业已在美国、欧洲等地广泛使用的检测是糖缺乏性转铁蛋白（CDT），这是一种比较受推崇的酒精滥用生物学标记。

三、酒精滥用及酒精依赖的筛选及工具

美国酒精滥用与酒精依赖研究所（National Institute on Alcohol Abuse and Alcoholism，NIAAA）推荐使用下述两种方法之一进行临床筛查。第一种方法是"酒精筛查单一问题法"（SASQ），另一个为AUDIT自评问卷。AUDIT已有中文版，且经过信度效度验证。

NIAAA推荐的单一问题法对男性或女性略有区别。对男性的问题是："在过去的一年内，您有多少次在一天内饮酒超过4个标准杯？"对女性的问题则为："在过去的一年内，您有多少次在一天内饮酒超过3个标准杯？"同样需要引起注意，根据NIAAA指南，如果男性在一天的饮酒量超过4个标准杯，或一周的饮酒总量超过14个标准杯；或女性一天的饮酒量超过3个标准杯，或一周总量超过7个标准杯，则为饮酒过量。

如果通过这第一步筛查发现患者阳性，可以进一步使用CAGE筛查法（详见本章第一节酒精依赖内容）。国外较流

因此，使用一些客观的实验室指标往往可协助医生识别高危饮酒个体。

NIAAA推荐的单一问题法对男性或女性略有区别。

行的 CAGE 筛选法具有简便易行的特点。不过，有研究显示与 SASQ 以及 AUDIT 相比，CAGE 筛查对有害性饮酒缺乏敏感性。因此有人推荐 TWEAK 问卷筛查方法，主要包括：①耐受性（T）——您现在需要喝多少才会觉得喝高了？②他人的担心（W）——过去一年里您的好朋友或家人有没有为您喝酒的问题而担心？③睁眼后要喝酒（E）——您是不是有时候早晨一起来就饮酒？④遗忘（A）——您的朋友或家人是否告诉过您在酒后说的话或做的事，但您却并不记得？⑤减少饮酒量（K）——您是否有时候觉得自己喝得过量，需要减少酒量？

AUDIT 是世界卫生组织（WHO）为了尽早识别酒精依赖及有害饮酒者，自 1982 年开始制定的一种半定式评定量表，在一些国家试用后于 1989 年正式公布使用。AUDIT 是唯一用于筛查危险饮酒和有害饮酒的量表，此量表在世界进行过多中心的信度、效度测定，证明可靠性较高，已在世界上广泛使用。AUDIT 量表是筛查危险饮酒和酒精依赖的"金标准"，共有 10 个问题，涉及酒精消费、酒精依赖及酒精相关性疾病。量表具体条款及评分标准详见第三章第一节内容。

对酒精戒断综合征的筛查在临床上也至关重要，因为 AWS 可以严重到危及生命。对 AWS 而言，最常用筛查工具是《临床机构酒精依赖戒断评估表》（Clinical Institute Withdrawal Assessment for Alcohol Dependence, Revised, CIWA-Ar）。这一量表为半定式，包括 10 个项目，评定大约需要 5~10 分钟，主要评定酒精戒断症状的严重程度。其使用相当方便，且信度效度俱佳。总分 7~9 分为轻度，总分在 10~18 为中度，>18 分为重度。CIWA-Ar 量表被公认是一种可靠而有效的评估工具，可早期发现严重的酒精戒断症状，帮助临床医生确定患者需要何种治疗（如是否需要住院，是否需要在重症监护病房等）。

关于酒精使用障碍的诊断性评估，目前也有多种方法。其具体方法的选择取决于评估者对某一方法的熟悉程度，也取决于所需的时间以及评估的具体目标。在研究领域，使用较多的是《定式临床诊断性会谈方案—物质滥用模块》[Structured Clinical Interview for Diagnosis（SCID），

AUDIT 量表是筛查危险饮酒和酒精依赖的"金标准"。

CIWA-Ar 量表被公认是一种可靠而有效的评估工具，可早期发现严重的酒精戒断症状。

Substance Use Disorders module]。这一评估工具属于半定式，也已经过验证，大约需要 20 分钟，可以提供终生以及当前酒精使用障碍的诊断。

《成瘾严重度指标》（Addiction Severity Index，ASI）是一种半定式的会谈方案，可评估个体多维度的功能水平（包括法律问题、工作、精神科以及酒药滥用问题），在临床研究中广泛使用，但在临床上使用较少，主要是由于需要一定的时间进行资料的收集。其信度效度均已经过验证，评定一例大约需要 30~40 分钟。

《酒精依赖量表》（Alcohol Dependence Scale，ADS）是一种自评量表，主要着眼于核心的依赖综合征，包括 25 个项目，需要大约 6 分钟完成。它着重评估过去一年内的症状，如果总分达到或超过 9 分，则提示酒精依赖。

还有一个量表称为《饮酒者后果清单》（Drinker Inventory of Consequences，DRINC），也属于自评问卷，包括 50 个项目，涉及多个维度，大约需要 5 分钟完成。其信度效度均经过验证，可评估饮酒的后果。除此之外，还有其他多种评估工作，着眼点各有不同，可用于评估饮酒的横断面情况，慢性程度以及影响程度。 这些评估方法有许多在临床具有应用价值，可以提供疾病严重程度的参数，对制订具体治疗计划提供参照。上述工具详见附件。

第五节 酒精相关精神障碍的诊断与评估

一、概述

对酒精相关精神障碍患者进行全面、可靠的诊断与评估是制订周密治疗计划的基础。要进行全面、可靠的诊断，首先要建立良好的医患关系，充分取得患者的信任，然后进行详细可靠的病史采集及躯体检查。

虽然由于文化等因素，很多饮酒相关问题者倾向于否认自己的饮酒问题，或者避重就轻，但只要医生问诊的技巧娴熟，真诚地获得患者的信任，并能够善于察言观色，则仍可以获得许多有价值的诊断信息。在具体问诊方面，应包括以下一些问题：最早开始饮酒的年龄、最早醉酒的年龄、最多的一次饮酒量、大量饮酒的频度、饮酒最严重的时间段及可能的诱因（如离婚、失业等）、与饮酒相关的社会及家庭问题（如婚姻包括性生活的质量，与子女、同胞及父母的关系，与同事的关系等）、与饮酒相关的违法犯罪问题（如酒后斗殴导致被拘留或酒后驾车等）、与饮酒相关的躯体问题（如肝脏损害、胰腺炎、胃肠道出血等）以及与饮酒相关的精神科问题等（尤其是焦虑与抑郁问题）。

在询问病史方面，要先从外围问题入手，因为患者对这些问题往往戒备心理不强。比如询问患者的情绪、家庭、婚姻及工作情况，同时也可询问患者的饮食、体育锻炼、睡眠以及一般的躯体情况等。

最为关键的是提问的方式与语调。不要带有评判性或先入为主。要从理解患者的角度出发。比如，患者在描述自己发现妻子有外遇后，郁郁寡欢，借酒浇愁，则可以顺势问："我知道这种事落到什么人身上都痛苦，而且不好意思找人倾诉，所以您才用酒来去除烦恼，对不对？"在设问的方式上，要尽可能少问"为什么？"，而多问"怎么？"比如患者在倾诉自己

对酒精相关精神障碍患者进行全面、可靠的诊断与评估是制订周密治疗计划的基础。

最为关键的是提问的方式与语调。

在离婚后三个月内每天饮酒至少两瓶，直至自己胃疼难忍，且无法进食才停止。这时，与其问"您为什么不早点就医？"，不如问"是什么原因影响您没有早一点看医生？"

此外，由于许多患者倾向于避重就轻，或对自己的饮酒问题轻描淡写，为获得准确的饮酒情况，可以采用"自上而下"法。具体做法是，在患者开始探讨自己饮酒情况时，装作对患者所说的饮酒量及饮酒频度不太在意。过一会，再突然问一个远远高于实际情况的数字："您是说您最近每天都要喝两斤白酒左右？"这是患者往往会说："没那么多，大概一斤左右。"这时医生再详细问饮酒的具体种类、频度以及饮酒后的行为改变等。由于医生问的量大大高于其实际量，患者纠正后的量往往更接近于其实际饮酒量。

获得准确的饮酒情况，可以采用"自上而下"法。

二、精神科病史及其注意事项

（一）精神科病史询问

对精神科病史的询问要视具体情况而定。一般来说，如果患者是在综合医院或基层保健诊所就诊，则医生应侧重询问一些与酒精使用相关的问题，目的在于不要将有问题的患者漏诊。

如果患者是在综合医院或基层保健诊所就诊，则医生应侧重询问一些与酒精使用相关的问题。

要确立酒精滥用或依赖的诊断，重点在于获取完整可靠的病史，不仅需要从患者本人处获得，而且需要从知情者（如家属）中获取病史相关材料，尤其是患者饮酒（大量饮酒）对其生活、工作、学业等方面的影响。

除了与饮酒频度与用量相关的问题外，还要特别注意询问患者意外事件、人际关系问题（尤其是夫妻关系、与子女的关系等）、工作中的问题，以及有无违法犯罪（如醉酒驾车等）记录等。如果上述问题很明显，则可详细记录发生的具体情况，如频度、发生在一天中的时间（早晨或晚上等）、具体发生的经过，以及他人的抱怨等。

（二）评估与诊断

通过诊断与评估，医生应对以下几方面问题有比较明确地认识：①患者是否符合酒精依赖与滥用的诊断标准，其严重度如何；②患者是否符合酒精所致精神障碍的诊断标准；③患者目前是否正处于急性戒断期，是否属于震颤谵妄（这属于医疗急诊，应立即处理）；④患者以前的治疗情况如何，什么方法对患者最有效，最长戒酒期间多长；⑤患者有哪些躯体疾病需要考虑；⑥患者的社会支持（尤其是婚姻、家庭支持）情况如何。

临床评估的一个重要目的是对疾病的严重程度进行评估。患者符合诊断标准中真正条目的数目，或者是 AUDIT 的总分可以作为重要的参考。如果要进行更深入的评估，可以采用《成瘾严重度指数》（Addiction Severity Index，ASI）。此外，还要评估患者共患的抑郁、焦虑以及整体的精神状况等。相关的评估工具很多，可视情况而定，如《Beck 抑郁量表》、《症状检查清单 –90》（SCL–90）等。这些工具均有汉化版。在 ASI 中也有一个分量表涉及严重程度，包括住院及门诊治疗的次数，服药情况，以往及目前的症状等。

（三）饮酒相关问题病史采集的注意事项

酒精依赖的表现复杂多样，为使临床医生易于掌握，使临床辨认更简单、直接，现参照国内外文献，结合自己的临床观察，将酒精依赖者病史中的常见表现归纳如下，供医生参考。

（1）视饮酒为生活中最重要或非常重要的事，在心中占据中心地位，念念不忘。

（2）饮酒量逐渐增加，如从一年前的 100g/d（2 两 / 天）增至目前的 400g/d（8 两 / 天）。

（3）饮酒速度增快。一般社交性饮酒者总是看场合和气氛，且大多饮酒速度较慢。酒精依赖者则不同，他们往往大口饮酒，尤其是开始时的几杯。

（4）经常独自饮酒。即在饮酒时避开朋友及家人，自斟自饮。也有人喜欢躲到酒吧内一个人埋头独饮。

（5）以酒当药，用酒来解除情绪困扰。如每当情绪不佳时即借酒浇愁。

（6）有藏酒行为。在患者的办公桌、床底及其他隐蔽处，经常发现空的酒瓶，但追问时患者常否认或搪塞。

（7）酒后常常忘记事，即对饮酒及酒后一段时间内发生的事全然想不起来，尽管当时并没有深醉。

（8）无计划饮酒，即常常在进行别的事情（如外出约会、下班回家等）时，被突如其来的念头驱使，走进酒馆，且一杯下肚便难以控制。

（9）晨起饮酒。一些酒精依赖者早晨一醒来，先摸过酒瓶，饮上两口，控制心慌、手抖等症状，然后再下地洗漱及从事其他事情。

（10）睡前饮酒。用酒来帮助睡眠，不饮酒则难以入睡。

（11）喜欢空腹饮酒，即饮酒时不吃菜且很少吃主食。这种情况多见于酒精依赖后期。

（12）选择酒的品牌。临床发现，大多数酒精依赖者选择高度酒的品牌。我们见到的酒精依赖者大多选择一些中低档白酒（如二锅头酒），除非万不得已，才勉强用其他品牌替代。

（13）因饮酒常与家人（尤其是配偶）争吵，影响家庭和睦，或因饮酒影响工作。

（14）曾经戒过酒，但时间不长又旧病复发，不能控制。

一般说来，如果某一个体的饮酒行为出现上述表现中的 3 条以上，即应高度怀疑为酒精依赖者，应行进一步检查，并尽可能进行早期干预。

三、体格检查

长期大量饮酒可导致多种躯体疾病，基本可涉及身体的所有器官与系统。

长期大量饮酒可导致多种躯体疾病，基本可涉及身体的所有器官与系统（图 2-3）。因此，一旦病史提示患者有酒精使用障碍的可能，就应进行全面、认真的躯体检查。躯体检查可提供至关重要的信息，了解患者器官损害的程度。检查者应首先侧重于与长期酗酒密切相关的器官系统，如胃肠道系统、心血管系统以及中枢和外周神经系统。检查者还应密切关注患者有无与酒精相关的急性病症，如急性戒断症状、震颤谵妄、急性醉酒以及严重的精神科问题（如抑郁、幻觉、妄想等）。

与酒精滥用及酒精依赖相关的体征很多，体检时应予以注意，尤其是如下几方面：

（1）头面部特征：面部是否呈过早衰老貌，是否有蜘蛛痣、

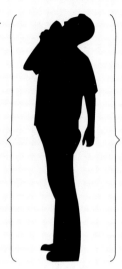

- 营养不良、肌肉消耗、神经炎、维生素缺乏

- 各种因醉酒、事故、自伤等导致的外伤

- 母婴相关的疾病（出生体重低下、宫内发育迟缓等）

- 消化系统疾病（食管及胃部炎症、胃肠道出血、肝脏损害及肝硬化、胰腺炎等）

- 传染性疾病（如肺结核、肝炎、性病等）

- 肿瘤（尤其是头颈部肿瘤、肝脏肿瘤及女性的乳腺癌等）

- 心血管疾病

图 2-3　与酒精滥用及依赖相关的躯体问题

酒糟鼻，是否有库欣综合征表现，头部及面部是否有多次外伤痕迹，口腔中是否有酒味或口臭，伸舌是否有震颤。

（2）心血管体征：血压及心率有无异常，心脏有无增大，有无心力衰竭表现。

（3）腹部：有无肝脾大，有无腹水。

（4）神经系统体征：有无病理体征，肌腱反射是否正常，上下肢浅、深感觉有无障碍。

（5）四肢：是否有四肢颤抖，步态不稳，肌肉有无萎缩，有无手脚心多汗，下肢有无水肿。

（6）眼部体征：有无眼球震颤或眼肌麻痹。

四、精神状况检查

在精神检查方面，应特别注意观察患者的行为，因为患者行为有时比言语更有说服力。以下是一些在对酒精依赖患者进行精神状态检查时可能的阳性发现，有些则可能提示酒精相关的躯体障碍。

在外表及行为方面，应注意患者是否有面色潮红、酒糟鼻、头发或衣衫不整等，同时注意呼吸是否有酒味、或者患者是否表现焦虑不安、激越，或具有多疑偏执等。在言语方面，要注

在精神检查方面，应特别注意观察患者的行为，因为患者行为有时比言语更有说服力。

意是否有言语不清。在思维形式方面，应注意患者的思维是否合乎逻辑（可能提示醉酒或谵妄）、是否有赘述（可能提示长期饮酒的脑损害以及痴呆等）等。在思维内容方面，要注意是否有虚构症状（提示记忆损害）或幻觉、妄想。在认知功能方面，应尽可能使用《简明精神状态检查》（MMSE）进行评估，以明确患者的意识水平，时间、地点、人物及处境的定向力，同时了解患者的近期记忆能力。在情绪、情感方面，要注意是否存在易激惹、焦虑、抑郁或情感不稳定等。此外，依赖对患者的自知力、治疗合作性进行评估。

五、实验室检查

酒精滥用与酒精依赖的诊断除了依靠详细、可靠的病史采集及躯体检查之外，一些辅助检查，尤其是有关酒精滥用与酒精依赖的生物标记物的检测，已日益受到重视。

呼气检测或血液检测无疑是饮酒的重要证据。但是，一次超量饮酒 24 小时后既难以测出，而且仅仅依据血液乙醇浓度（blood alcohol concentration，BAC）不能区别是一次饮酒过量还是长期的酒精依赖。酒精滥用的生物标志物是与饮酒或酒精依赖相关的生理指标，在体内的存留时间长于乙醇本身。因此，即使呼气检测或血液检测已无法检测到乙醇，仍然可以检测到酒精滥用的生物标志物，从而为饮酒及酒精依赖相关障碍的诊断提供客观依据。

1. γ - 谷氨酰转肽酶（GGT）

γ - 谷氨酰转肽酶（gamma-glutamyl transferase，GGT）是最常用、最传统的饮酒及酒精滥用的生物标志物。GGT 见于多种组织的细胞膜中，包括肝、肾、胰腺、脾、心脏及前列腺。慢性饮酒之所以导致 GGT 水平升高，是由于酒精导致肝脏合成 GGT 增加，也可能是增加 GGT 从受损的肝细胞中渗出。

GGT 被认为是重度饮酒最早期的指标之一。GGT 的检测窗口较长，在停止饮酒后 2~3 周仍可检测到。需注意的是，GGT 在青少年饮酒者中往往并不明显升高。GGT 是一种附着于细胞膜的酶，其作用是将谷氨酰基团转移到某些氨基酸上。GGT 在肝脏代谢中非常重要。此外，它也可见于脾、肾、胰腺、

γ - 谷 氨 酰 转 肽 酶（Gamma-Glutamyl Transferase，GGT）是最常用、最传统的饮酒及酒精滥用的生物标志物。

胆管、心脏、大脑以及精囊。在临床上，GGT 常与碱性磷酸酶（alkaline phosphatase, ALP）作为胆道淤积的标记，其升高常常提示肝脏明显损害。研究发现，重复饮酒可造成细胞炎症反应，最终导致肝细胞坏死，GGT 进一步升高。

GGT 常被认为是酒精滥用急性损害的标志。但它有诸多缺陷，任何涉及胆道损害、淤积或直接肝脏损害者均可出现 GGT 升高。由于 GGT 广泛存在于多种组织，其他组织损害也可导致 GGT 升高。有报道甚至认为 GGT 可以作为心血管疾病严重程度及预后的标记。此外，GGT 的敏感性也并不理想，许多慢性酒精依赖者 GGT 升高有限。

就目前证据而言，其敏感性、特异性分别为 40%~80%。对住院患者而言，其敏感性有所增高，但由于患者往往共患其他躯体疾病，而这些疾病有可能造成 GGT 升高，因此其特异性有所降低。即便如此，对酒精相关的肝损害而言，GGT 的准确性仍然高于其他传统的实验室指标（包括 AST、ALT 及 MCV）。由于 GGT 属于常规实验室检查项目，费用较低，因此对任何怀疑可能有酒精滥用问题的患者，均应进行 GGT 检测。

2. 丙氨酸转氨酶（ALT）与天冬氨酸转氨酶（AST）

丙氨酸转氨酶（alanine aminotransferase, ALT）和天冬氨酸转氨酶（aspartate aminotransferase, AST）是临床上较为常用的两项生化检验项目，其升高提示肝脏损害，对酒精滥用者也一样。ALT 为胞浆酶，主要存在肝脏组织中，其升高往往见于肝脏损害，但特异性较低。AST 为线粒体酶，主要存在于肝脏，但也可见于骨骼肌、心脏、胰腺、肾、大脑、肺以及红细胞和白细胞中。因此，AST 升高也可能反映肌肉或其他组织的损害。

AST 和 ALT 检测均已在临床开展数十年，总体来说，其用于检测酒精滥用的特异性及准确性均较低，甚至低于 GGT。研究显示，酒精性肝损害者，其 AST 升高常明显超过 ALT 升高。因此多数临床医生认为若 AST/ALT 比值超过 2:1，强烈提示为酒精相关性肝损害，有人认为此比值特异性超过 90%，但敏感度不够。

此外，转氨酶升高可以监测酒精依赖患者治疗后的复发。文献指出，如果患者的 AST 在基线上增加 40%，则预示复发的敏感性为90%；若增加20%，则预示复发的敏感性为80%。不过其特异性不高。和GGT一样，由于AST、ALT方便易行，价格低廉，仍应作为酒精相关肝损害较好的检测指标。

由于AST、ALT方便易行，价格低廉，仍应作为酒精相关肝损害较好的检测指标。

3. 平均红细胞容积（MCV）

平均红细胞容积（mean corpuscular volume，MCV）增高，长期以来一直被作为慢性酒精滥用的标志之一。这一检测似乎与酒精对骨髓的直接毒性有关，而并非由于慢性饮酒导致的维生素缺乏所致。虽然慢性饮酒确实可导致维生素缺乏，但是在慢性酒精依赖者中，仅有17%存在叶酸缺乏，而MCV增高则更为常见。由于红细胞的半衰期为120天左右，MCV升高往往仅提示存在慢性酒精滥用，对监测急性饮酒或慢性酒精滥用治疗后复发的作用相当有限。一项研究显示，在急诊情况下，如果患者的MCV及AST正常，则基本排除震颤谵妄的可能。

平均红细胞容积（mean corpuscular volume，MCV）增高，长期以来一直被作为慢性酒精滥用的标志之一。

对一般酒精滥用或饮酒而言，MCV并不一定升高，因此MCV不用于酒精滥用的筛查。虽然不同研究发现其敏感性相差很大（主要由于选择的对象不同），但一般认为低于50%。不过，MCV升高的特异性很高，可以高达90%以上。也有研究发现，MCV对女性的敏感性似乎更高。总的说来，大约有60%酒精依赖者的MCV高于正常值，女性较男性更明显。如能排除其他原因，则增高的MCV对诊断酒精滥用相当可靠，且在停止饮酒后数周内仍可呈阳性。

4. 糖缺乏性转铁蛋白（CDT）

糖缺乏性转铁蛋白（carbohydrate-deficient transferring，CDT），又称碳水化合物缺乏性转铁蛋白，首先发现于1976年。CDT测定是一种血液检查，它的增高是过度饮酒的重要指标。转铁蛋白是一种由肝脏合成并分泌的糖蛋白，包含大约6%的碳水化合物，在机体内负责铁的转运。过度饮酒可导致转铁蛋白所含的碳水化合物减少。

CDT测定是一种血液检查，它的增高是过度饮酒的重要指标。

研究发现，连续（7~10天）重度饮酒（每日超过50~80g酒精）可降低转铁蛋白中碳水化合物的含量，其中包括唾液酸、半乳糖、乙酰葡糖胺等。其机制主要涉及酒精的代谢产物乙醛，乙醛可抑制肝细胞中高尔基体内的糖基化/唾液酸化过程。这一机制可导致转铁蛋白的糖基化/唾液酸化不足，从而增加

CDT 在总转铁蛋白中的比例。由于总转铁蛋白的含量被视为不变，故常以之作为标准，报告 CDT 占总转铁蛋白的百分比。

在停止饮酒后，至少需要 2~3 周才可使 CDT 恢复正常水平。研究显示，CDT 可以作为大量饮酒的筛查指标，也可用于检测戒酒后的复发。其敏感性与 GGT 相当，但其特异性则较高。可能导致假阳性的原因很少，包括非常少见的转铁蛋白遗传变异、原发性胆汁性肝硬化、慢性终末期肝病、肝细胞癌等。在过去的 10 年间，CDT 的检测方法得到许多改善，大大降低了吸烟、性别、体重等因素对检测数值的干扰。为此，国际生物化学联盟与实验室医学工作组建议：①对转铁蛋白的含量，尤其在女性中的含量，应当进行标准化。CDT 的数值应以相对数量来表达（CDT 占总转铁蛋白的比例）。② CDT 的结构比较复杂，包括若干种糖型异构体，其中唾液酸缺乏转铁蛋白（disialotransferrin）异构体被推荐为检测的主要靶标。这一物质可采用高效液相色谱法（HPLC）检测。美国 FDA 也已批准将 CDT 占总转铁蛋白的百分比作为重度饮酒的标记。

总体而言，CDT 的敏感性大约为 60%~70%，但其特异性则高达 80%~90%。多数研究显示，采用 CDT 作为生物标志物可增加诊断酒精滥用的准确性。但也有少数研究提示，GGT 对女性更敏感，因为 CDT 在女性中升高的幅度不大。

CDT 还常被用作戒酒治疗是否保持操守或复发的监测指标。如与开始治疗时的 CDT 值相比，下降 30% 表示已经戒酒；相反，戒酒 3 周后 CDT 数值升高 30% 表示复发。许多研究称，在治疗期间 CDT 总的减少，特别是结合 GGT 减少，支持良性治疗结果。近来多项研究表明，戒酒 4 周期间 CDT 和 GGT 均减少，但 CDT 一般在提示男性复发方面稍优于 GGT。

在国外，除在临床医学中使用外，CDT 还被成功用于筛查保险申请人中有无酗酒的嫌疑，以及交通肇事者酒精滥用的检测。

5. 小结

酒精滥用的生物标志物可以归纳为间接性和直接性两类（表2–1）。传统的酒精滥用生物标志物，如 GGT、AST、ALT 和 MCV，均为间接性标志物。前三种标志物是肝脏产生的血清酶，其中 GGT 升高是由于乙醇或其他药物的酶诱导作用所致；AST、ALT 升高则是肝细胞受损或死亡的结果。MCV 代

CDT 还常被用作戒酒治疗是否保持操守或复发的监测指标。

酒精滥用的生物标志物可以归纳为间接性和直接性两类，传统的酒精滥用生物标志物，如 GGT、AST、ALT 和 MCV，均为间接性标志物。

表 2-1 常用酒精滥用生物标志物的特征

生物标志物	饮酒类型	敏感性/特异性	假阳性的原因	备注
GGT	每天饮酒的乙醇量在90g以上，连续数周	40%~60%/80%~90%（适用于酒精依赖筛查）	肝胆疾病，吸烟、肥胖，肝微量体酶诱导药物	最常用的传统生物标志物。主要反映与饮酒相关的肝损害程度。对30~60岁成年人最为适用
AST ALT	不明，但须为重度饮酒且持续数周	20%~80%/50%~90%（适用于酒精依赖筛查，但略低于GGT）30%~75%/60%~90%（对酒精依赖筛查的敏感性略低于GGT）	参见GGT。饮用咖啡可降低检测值，肝脏疾病，血液透析	主要反映与饮酒相关的肝损害。ALT的敏感性低于AST。AST/ALT>2，提示酒精性肝损害。30~70岁成年人最为适用
MCV	不明，但须为重度饮酒且持续数月	30%~75%/60%~90%（对酒精依赖筛查的敏感性略低于GGT）	肝脏疾病，血液透析，出血性疾病，贫血，叶酸缺乏及致叶酸缺乏的药物	对复发检测的效应较差，因为MCV对饮酒的反应缓慢。性别影响不大
CDT	可能至少需要饮酒90g/d，连续两周左右	60%~70%/80%~95%（用于酒精依赖筛查）	缺铁，女性激素改变，碳水化合缺乏性糖蛋白综合征，暴发性丙型肝炎，严重酒精相关性疾病	准确性与GGT相当，但敏感性略高。戒酒后复发的有效监测指标。对女性及年轻个体敏感性略差

注：GGT-γ-谷氨酰转肽酶；ALT-丙氨酸转氨酶；AST-天冬氨酸转氨酶；MCV-红细胞容积；CDT-糖缺乏性转铁蛋白

表的是红细胞的平均体积，可因重度饮酒或其他原因而增高。另外一项虽然较新但已经在美国、欧洲等地广泛使用的检测是 CDT。CDT 也属酒精滥用的间接指标，其升高机制尚未完全阐明。中度至重度饮酒可引起血清 CDT 增高，具有相当好的敏感性与特异性，因而备受关注。

中度至重度饮酒可引起血清 CDT 增高，具有相当好的敏感性与特异性，因而备受关注。

酒精滥用与酒精依赖的诊断主要依靠详细可靠的病史及躯体检查。同时，恰当地使用一些辅助检查，尤其是一些经济、快速、简便的实验室检查，往往可以快速筛选出可疑的阳性病例，从而节省时间与人力资源。此外，对于因种种原因而无法获得可靠病史的个体，实验室检查可提供相对客观的证据。同时，许多生物学标志物可以作为监测治疗后是否复发的客观指标。

在应用方面，传统的实验室检查由于较普及，操作方便，应作为常规方法，如 AST/ALT、GGT、MCV 等可用作筛选试验，在特定地区及特定人群中，凡是上述一项或多项指标异常者，均应疑为过度饮酒者或酒精依赖者。需要特别说明的是，酒精滥用与酒精依赖涉及多个系统和多个器官，其临床表现也涉及多个方面。因此，单用任何一种生物标记物不太可能得到全面准确的数据。鉴于此，许多人尝试将多个检测指标联合使用以增加诊断的准确性。

六、酒精滥用与酒精依赖的影像学检查

对于绝大多数酒精相关障碍，影像检查既非必须，也缺乏特异性。但对有些障碍的诊断则具有一定的特异性，结合临床资料可大大提高诊断的准确性。

过度饮酒可导致认知损害，甚至发展为痴呆。由于维生素缺乏，尤其是维生素 B_1 缺乏在其中起着至关重要作用。但近来研究还发现，长期大量酗酒也可导致大脑出现结构性改变，而这些改变可独立于维生素 B_1 缺乏。常见的影像学发现包括大脑皮质（尤其是前额叶皮质）萎缩、小脑萎缩以及皮质下白质萎缩，其他的改变还包括海马、纹状体以及丘脑等结构萎缩。与这些结构改变相对应的是患者的临床症状往往涉及神经心理功能损害，包括步态及平衡功能障碍、执行功能障碍、空间视觉能力障碍。而执行功能障碍可以部分解释为什么患者明知酗酒的危害但难以戒除，或虽然戒除，但无法保持操守。

影像学检查的应用对于早期诊断韦尼克脑病具有一定的作用。在韦尼克脑病急性期，最具有特征性的发现是源于细胞毒性及血管性水肿，在 T_2 加权的 MRI 影像中比较清楚，表现为双侧对称性的高密度改变，位置处于第三脑室、导水管周围乳状体以及中脑盖板区。

七、诊断和鉴别诊断

一旦个体符合诊断标准，酒精相关障碍的诊断往往即可确定。但需注意的是，许多患有酒精相关障碍的个体往往同时患有其他精神障碍，这些障碍的诊断与治疗对酒精相关障碍的治疗具有至关重要的意义。比如，在这些人群中抑郁障碍及焦虑障碍相当常见，一些人也可有精神病性症状，因此需要认真仔细地评估。在评估时，重要的是弄清楚这些常见问题到底是饮酒导致的后果（物质所致的障碍）还是独立的共患障碍。如果是酒精所致精神障碍，在戒酒后一段时间往往症状会随之改善；而如果是独立的精神障碍，则往往在戒酒后虽然也会有所改善，但仍会依据其自身的病程发展。

八、酒精相关精神障碍病程与预后

尽管不同的酒精滥用与酒精依赖患者的病程及预后因严重程度、治疗是否及时、社会支持等因素而存在不同，但其总的病程及预后有诸多共同点。研究发现，不同酒精依赖者的差异往往与其社会人口学特点有关。多数国外研究发现，酒精依赖的女性患者往往患抑郁症的比例较高，而男性则往往与暴力犯罪等有关。

研究发现，多数酒精相关障碍的个体首次饮酒年龄大多在 13~15 岁，而首次醉酒的年龄大约在 15~16 岁，之后则出现其他相关的社会及法律问题。具有反社会人格障碍的饮酒者出现酒精相关障碍的年龄往往较早，他们的首次饮酒年龄、首次醉酒年龄也较其他人早。需说明的是，许多人虽然也在 13~15 岁开始饮酒，且在青春期前后经历首次醉酒，但多数人后来仍然保持为社交饮酒者，很少出现问题。与酗酒相关的问题往往在 20~30 岁之间出现，逐渐影响学业、工作、人际关系等诸多方面。

需注意的是，许多患有酒精相关障碍的个体往往同时患有其他精神障碍，这些障碍的诊断与治疗对酒精相关障碍的治疗具有至关重要的意义。

酒精依赖的女性患者往往患抑郁症的比例高，而男性则往往与暴力犯罪等有关。

因此，酒精依赖是典型的慢性复杂性疾病。一项为期5年的国外随访研究显示，在符合酒精依赖的患者中，大约70%在5年后至少还具有酒精依赖或酒精滥用标准中的一项症状，大于50%的患者仍然持续其大量无节制饮酒行为。如果酒精依赖持续，则自杀死亡的风险为10%，甚至更高。自杀行为在酒精依赖患者中的发生比例也较高，尤其是在年轻、未婚、患有人格障碍且同时滥用其他药物者。此外，慢性酒精依赖者的寿命也比一般人群要短至少10~15年。

在酒精滥用与酒精依赖患者中，相当一部分个体并未接受任何治疗，而在某些事件或外在因素影响下停止酒精滥用，且可持续戒酒较长一段时间。有研究报道，大约有20%的酒精依赖个体通过这一方式戒酒。观察发现，这些个体的饮酒相关障碍往往相对单一，且具有良好的社会支持系统，生活相对稳定。

大多数甚至绝大多数酒精依赖者从未得到任何形式的治疗。国内情况尤其严峻。上世纪90年代进行的一项研究显示，97.2%的酒精依赖患者从未寻求任何形式的治疗。另一项在北京开展的调查发现，只有2.4%符合酒精依赖诊断的患者曾经就诊，1.4%的酒精依赖患者曾在精神卫生专业机构就诊。究其原因，主要与公众及专业人员对酒精相关障碍的知晓度低、治疗机构的有限及就诊不方便等因素有关。当然，这不是说戒酒非得通过医疗机构才可获得成功。相反，由于相关机构资源有限，且由于其他诱因（便利程度、医疗保险是否覆盖、社会偏见等），很多酒精依赖个体可能通过逐渐减量的方法而达到自行戒断的目的。

大量研究发现，尽管很难预测某一特定的个体是否可以成功戒酒，但以下因素往往可提示经治疗后预后较好：①良好的家庭支持；②稳定的工作或经济收入；③总病程较短、接受治疗较早；④不伴有严重的人格障碍（如反社会人格障碍）；⑤除吸烟之外，不伴有其他的物质滥用问题。许多酒精依赖患者共患其他重性精神障碍，如精神分裂症、双相障碍等。这些患者的病程往往受其共患的重性精神障碍所影响。治疗时也应侧重治疗其所患的精神分裂症、双相障碍等。多数研究发现，一年的操守情况往往可预示长期的操守情况。也就是说，一旦患者可保持戒酒一年，其戒酒长期成功的概率则大大增加。

酒精依赖是典型的慢性复杂性疾病。

大多数甚至绝大多数酒精依赖者从未得到任何形式的治疗。

一年的操守情况往往可预示长期的操守情况。

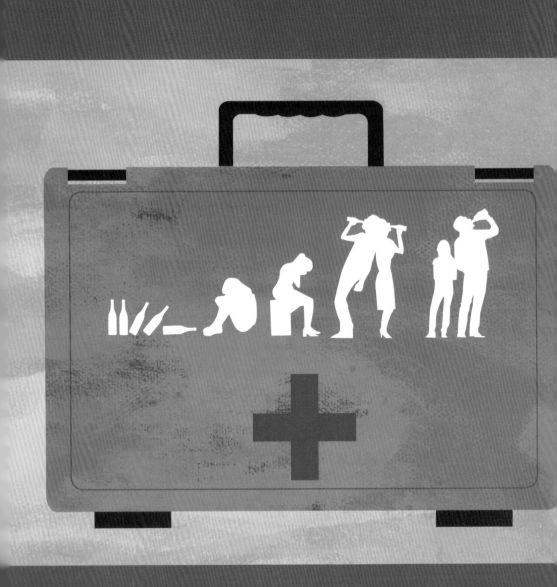

第三章 酒精相关障碍的临床治疗策略

第一节　一般原则和目的

　　酒精相关障碍的治疗有别于其他精神疾病、躯体疾病的治疗。其特殊性表现在以下四个方面：第一，酒精成瘾行为的识别和处理。饮酒者常常不会主动报告其饮酒历史，甚至刻意回避和隐瞒，这来自于其"否认"的心理防御机制。当患者因为精神症状或躯体不适就医时，如何敏感地发现与饮酒的关系非常重要，医师的主动发现意识和应用各种筛查工具是识别的关键。此外，治疗中持续地应用成瘾行为的主动干预性治疗是成功治疗的基础，如动机启发和强化治疗的应用。第二，共患躯体疾病的识别和处理。需时刻牢记酒精相关疾病是一个全身性疾病，消化系统、神经系统、营养代谢系统等常常有大量损害。早期识别有助于全面治疗和康复，特别是酒精戒断时期，躯体疾病的共患病常与震颤谵妄的发生高度相关。第三，共患精神疾病的处理。酒精依赖与精神疾病之间常常互为因果关系，系统的病史询问、全面分析诊断与鉴别诊断对于共患精神疾病的识别和处理非常有帮助。第四，社会心理康复、预防复饮。总之，治疗是一个长期的综合干预过程，医务人员需对此保持长期的关注和予以积极治疗。

一、概述

　　根据患者酒精相关障碍的严重程度采用不同的干预方案，可依据《酒精使用障碍筛查量表》（AUDIT）定量评估结果选择：AUDIT 得分低于 8 为低风险饮酒，实施饮酒健康教育；得分在 8 至 15 分之间为高风险饮酒，实施简单建议；得分在 16 至 19 分之间为有害饮酒，实施简单建议、简短咨询及持续监测；得分 20 至 40 分之间为酒精依赖，应转诊到专科机构进行诊断评估和治疗。AUDIT 具体内容详见第四章"酒精相关障碍的简短干预"。

　　当患者出现精神症状、严重的酒精戒断症状时，需要尽快

> 根据患者酒精相关障碍的严重程度采用不同的干预方案，可依据《酒精使用障碍筛查量表》（AUDIT）定量评估结果选择。

住院治疗（最好是酒精依赖专科治疗）。酒精依赖专科治疗的主要作用是协助患者安全地减少或停止饮酒。在最初参与治疗阶段，患者的戒酒行为常常是充满矛盾的。此时治疗关键是提升患者的治疗动机，促使他们朝着改变饮酒行为和参与治疗尤为重要。

酒精依赖的最终治疗目标是完全戒酒，但对于合作良好，无明显心理、躯体问题的依赖程度较低的饮酒者，也可以考虑减少饮酒量。治疗的第一步是减少或者停止饮酒，治疗要点是促使患者接受治疗，以安全控制酒精戒断综合征。治疗的第二步为保持酒精戒断，避免复饮，治疗要点是针对复饮的心理和药物干预，同时处理一系列共病问题，如精神疾病共病、躯体疾病共病等。治疗方式包括动机增强治疗（motivational enhancement therapy，MET）、认知行为治疗（cognitive behavioural therapy，CBT）、小组治疗、家庭治疗、社区治疗和系统康复治疗、使用减轻或促进戒酒的药物（如纳曲酮、阿坎酸钙或戒酒硫），促进社会支持和融入的自助性治疗小组。最后一步是后续服务，治疗要点更多地放在重新融入社会和恢复正常的功能，包括建立健康的生活方式，寻找稳定的住房，重新就业，重新组建家庭，并建立健康良好的人际关系。

治疗影响因素是复杂的，包括患者现实问题、饮酒类型和其他药物的使用、躯体和精神共患病、治疗动机、治疗选择权、社会环境及可利用资源。治疗计划必须同时考虑解决患者的现实问题，如肝病、抑郁、家庭暴力等。当然，治疗的根本是必须解决患者酒精使用问题，并能够达到长期改变的目的。

治疗方案必须与患者及其家人、监护人进行讨论，明确治疗措施的有关内容和可能的结果（包括副反应）。要给予患者提出问题、表达担心的机会，理解并尊重他们的想法和顾虑。并对任何干预措施进行知情同意并签署知情同意书。

严重酒精依赖患者往往有一系列的多种物质使用、精神、社会和法律问题，这些问题常超出临床医疗的解决能力。这种情况下，重要的是协助患者及其家属与有关部门建立紧密联系，确保治疗关系得以长时间地延续。

酒精依赖专科治疗的主要作用是协助患者安全地减少或停止饮酒。

酒精依赖的最终治疗目标是完全戒酒，但对于合作良好，无明显心理、躯体问题的依赖程度较低的饮酒者，也可以考虑减少饮酒量。

二、戒断

这是酒精依赖治疗的第一步。适用于酒精依赖者，对 AUDIT 筛查得分为 20 至 40 分之间的饮酒风险水平Ⅳ区患者，应当按照 ICD-10 诊断标准进行诊断和鉴别，然后进入治疗。

当达到酒精依赖严重程度时，患者想要回到适度和可控的饮酒程度几乎是不可能的，同时该类患者常常共患抑郁障碍或者酒精性肝病。因此，只有完全戒断是恰当的治疗选择。必须告诫患者和家属，一般需要住院进行这个阶段的治疗，否则将导致出现抽搐、精神异常、昏迷甚至死亡等危急状况，或者出现严重精神痛苦、戒断失败等不良后果。酒精戒断有两种情况：第一是有计划地戒断，即个人自愿提出治疗；第二是意外地中断酒精使用（例如因为躯体疾病住院治疗或监禁），意外戒断往往会引起酒精戒断综合征等问题，这时需要对酒精戒断综合征进行识别和鉴别。

戒断治疗是整个治疗的一部分，单独的戒断治疗对长期戒酒的作用非常有限，必须在完成急性戒断治疗后进入后期的第二、第三步治疗，才能实现酒精依赖的长期治疗目标。临床实践中，许多患者、亲属及朋友，甚至一些健康和福利专业人员持有不切实际的"根治"期望，当患者出现未能完全放弃饮酒或重新开始定期饮酒后立刻产生失望，这是对戒酒治疗的认识误区。

（一）治疗要点

1. 必须启动急危重症治疗预案，快速进行全面的治疗前临床和实验室评定、确定治疗方案等。

2. 全面评估患者酒精依赖及其戒断的严重程度，可采用 CIWA-Ar 进行定量评估，根据评估结果使用苯二氮䓬类药物替代治疗，对症处理精神症状。

3. 系统回顾躯体疾病，并进行对症治疗。特别注意一些潜在的严重并发症，如消化道出血、急性胰腺炎、肺部感染、酒精性肝病、酒精性脑病、代谢和内分泌并发症等。因为这些疾病可导致生命危险，并导致患者出现震颤谵妄等。

4. 医护团队整体性治疗，加强基础护理、生命体征和精神

这是酒精依赖治疗的第一步。适用于酒精依赖者，对 AUDIT 筛查得分为 20 至 40 分之间的饮酒风险水平Ⅳ区患者，应当按照 ICD-10 诊断标准进行诊断和鉴别，然后进入治疗。

戒断治疗是整个治疗的一部分，单独的戒断治疗对长期戒酒的作用非常有限，必须在完成急性戒断治疗后进入后期的第二、第三步治疗，才能实现酒精依赖的长期治疗目标。

科监护、水电解质平衡、维生素特别是 B 族维生素的营养支持治疗。

5. 其他支持性方案如安静环境、支持性环境以及对患者和家属的健康宣教。

6. 治疗后期及时接入第二阶段的预防复饮治疗。

具体内容详见第五章"酒精相关障碍的药物治疗"。

（二）治疗影响因素

1. 增强患者治疗动机。根据患者所处的治疗动机阶段，持续进行相应的个体化动机增强治疗。具体内容见第六章社会心理干预。

2. 全面、及时、准确评估躯体问题。患者常常不主动报告他们的躯体问题，只有主动的询问和全面检查才能避免漏诊、误诊，从而减少发生危急状况。

三、减少酒精的使用量与频率

对于风险饮酒者、有害饮酒者和暂时不能进行酒精完全戒断治疗的酒精依赖者，必须劝告其减少酒精的使用量和频率，保持低风险饮酒。即"如果您真想喝酒，请每天不要超过 2 个标准杯；同时要确保即使是少量饮酒，1 周内至少也要 2 天不喝酒"。告诫患者要牢记喝酒时用的"标准杯"的数量概念，一般来说是指一罐啤酒、一杯葡萄酒和一小盅烈性酒。

（一）主动发现目标人群

始终记住，患者一般不会主动地、准确地报告他们的饮酒情况。当发现如下患者时应当考虑酒精使用问题：①急诊科患者，建议常规进行血液乙醇浓度检查，超过正常的范围，以及停用一段时间仍然检查出乙醇浓度，即使在正常范围也需要考虑其酒精使用问题；②病史与体检的特殊表现，如受伤、模糊的身体和精神问题主诉、个人史中频繁的病假和社会问题（如旷工、婚姻问题、酒驾等）、体检中手和舌头震颤、面部皮肤和结膜毛细血管过度充盈；③实验室检查的特殊发现，如 γ - 谷氨酰转肽酶（GGT）、丙氨酸转氨酶（ALT）、天冬氨酸转氨酶（AST）、平均红细胞容积（MCV）、糖缺乏性转铁蛋白（CDT）的相应

对于风险饮酒者、有害饮酒者和暂时不能进行酒精完全戒断治疗的酒精依赖者，必须劝告其减少酒精的使用量和频率，保持低风险饮酒。

改变，提示患者有酒精使用问题；④处于危机状况的个体，如企图自杀、满身酒气、家庭暴力、中枢器质性病变的患者都需要考虑酒精使用问题。

（二）主动筛查

可以使用一系列的量表来评估。如 AUDIT、CAGE、TWEAK、T-ACE 等均可视具体情况采用。详见第二章第四节"筛查与早期发现"。

临床中可采用通过询问重度饮酒（heavy drinking），结合 AUDIT 评分及 ICD-10 诊断标准快速实施筛查，给予减少酒精使用量与频率的低风险研究建议。

（三）筛查和干预路径

酒精相关障碍筛查和干预路径详见图 3-1。

四、减轻酒精依赖的严重程度

当酒精依赖患者还缺乏完全戒断动机时，可采用的治疗策略是减轻酒精依赖的严重程度。

（一）帮助患者认识酒精依赖是一种慢性反复发作性脑病

患者常常没认识到酒精依赖所导致的各种问题，也为继续饮酒寻找各种借口，所以必须清楚地告知诊断结论和治疗建议。注意采用动机启发性交谈，促使患者考虑接受戒断治疗，或者同意减少饮酒。当患者饮酒程度加重时，要鼓励其重新开始减少饮酒。要始终鼓励他们开始改变并保持积极的饮酒模式。

（二）讨论制定饮酒目标

当患者不能达成完全戒断目标，始终坚持继续饮酒时，可考虑使用如下干预策略：①同意在特定时间内饮酒；②与患者探讨一段时间的戒酒（例如1~3个月）帮助患者度过戒断反应期，提供一段从酒精负面影响中康复的时期，帮助患者学习新的应对饮酒的方法；③同意逐渐减量最终带到戒断状态；④与患者讨论适度饮酒（moderate drinking）。

当酒精依赖患者还缺乏完全戒断动机时，可采用的治疗策略是减轻酒精依赖的严重程度。

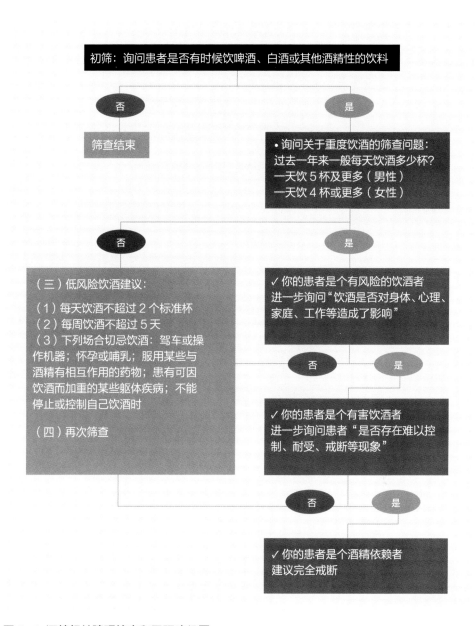

图 3-1 酒精相关障碍筛查和干预路径图

（三）建议参与互助小组

目前国内已经形成各类互助性以帮助戒酒为目的的治疗小组，如戒酒匿名会（Alcoholic Anonymous，AA）、戒酒俱乐部，帮助他们进入小组，并获得帮助和促进个人成长。

（四）为同意将戒断作为目标的患者开具处方药

某些患者可能愿意选择门诊治疗。当他们符合一定的风险评估条件时，可考虑开具一些帮助戒断的药物，如口服纳屈酮、纳美芬等（详见第五章酒精相关障碍的药物治疗）。

（五）持续随访

安排随访预约，如果有必要，包括药物治疗支持等。

这些干预的最终目的还是帮助患者建立和强化治疗动机，最终进入完全戒断治疗状态。

五、预防复发

对酒精依赖患者来说，改变饮酒行为是一种挑战。戒断的第一年是特别困难的，复发最常发生在此阶段。如果患者复发，有必要帮助他们认识这是慢性疾病的常见治疗过程，就像哮喘、高血压或糖尿病一样需要持续的照顾和治疗。对医师来说，最重要的原则是保持治疗关注，对患者的最终病情改进保持乐观态度。

对酒精依赖患者来说，改变饮酒行为是一种挑战。戒断的第一年是特别困难的，复发最常发生在此阶段。

对医师来说，最重要的原则是保持治疗关注，对患者的最终病情改进保持乐观态度。

（一）复发因素评估及建议

如果患者复发，要考虑如下因素：

1. 是否服用酒精依赖治疗药物？如果没有，要考虑开具药物并加强随访。

2. 共病是否得到治疗？如果抑郁或焦虑症状在戒断超过2~4周后持续存在，需要进行相应治疗。

3. 评估和解决其他可能引起复发的促发因素，包括压力事件、人际冲突、失眠、慢性疼痛、渴求、饮酒的高危场景（如参加婚礼或宴会）。

4. 如果病人未参加互助小组或未接受行为治疗，建议患者参加这些支持治疗措施。

5. 鼓励患者接受"复发是普遍的,但是最终是可以达到康复"的理念。

6. 提供后续治疗,建议患者出现复发征兆时来就诊。

（二）处理渴求

渴求是指渴望饮酒,是任何成瘾及戒断的组成部分。渴求随着时间的发展严重程度不同,它在短时间内（如不到 1 小时）表现严重。渴求通常因有机会饮酒、躯体问题和身体不适等情况激发。患者未饮酒的时间越长,渴求越容易处理。

帮助患者为渴求做好准备很重要,目标是完全了解严重渴求是一个发作性和反复出现的过程。

推荐使用 3-D 疗法,具体为:

（1）延迟（delay）:将饮酒决定延迟 1 小时。也许会或也许不会饮酒,但是稍后再作决定（那时渴求程度已经下降）。

（2）分散注意力（distraction）:在这个小时,将你的注意力从是否饮酒中转移开,去关注其他的活动。

（3）停止（drop）:1 小时后,对自己说:"我成功控制了酒瘾发作,我下次一定能行","尽管控制酒瘾有困难,但我还是成功了"。

如此可逐步达到对渴求的控制,完全 消失需要一定的时间。患者应该重新检查他们想要终止饮酒的原因,为什么尝试戒断?重要的是,他们如果重新开始喝酒会回到怎样的生活?

（三）后续服务

后续治疗总体上指在高强度的治疗后,与医生或机构保持联系,目标在于维持治疗效果。康复的前 3 个月对于成功至关重要,具有复饮的高风险性。后续服务的理念认为,严重的酒精问题可能复发,预防复发除了初期治疗外,需要不间断的监测和帮助。

后续服务是综合性干预方案的一个重要部分。它特别适合于有严重依赖性,有极大复饮风险的患者。它为患者提供节制饮酒的网络支持,保持戒酒和提高社会心理功能相一致的强制性技术,并与患者一起讨论可能出现的挑战。

康复的前 3 个月对于成功至关重要,具有复饮的高风险性。

后续服务可采用电话随访或面谈。治疗结束的一个阶段，和患者一起讨论治疗进度及积极治疗结束后产生的任何问题。通常，主要的医疗保健工作者（比如全科医师）通过不间断的随访可以完成这项任务，这也可作为其他健康保健的一部分内容。医生也可借助自助方案，如 AA 和其他自助小组，把它作为除了结构化的后续服务外的其他继续关怀形式。

（四）长期随访

长期的目标包括：提高躯体和心理健康，提高社会功能。

这是综合性治疗方案中重要的组成部分。长期的目标包括：提高躯体和心理健康，提高社会功能。如果患者继续饮酒，可采用"减少有害"策略进行干预。

1. 继续鼓励患者降低或停止酒精的摄入，经常讨论有效的、可操作的干预措施，包括社会心理干预、自助团体，以及药物疗法（如纳曲酮、纳美芬）。

2. 为患者提供他们使用酒精对生活负面影响的反馈，反馈包括生物学测试（如肝功能检查）或社会心理测试（如精神科量表评估）。

3. 通过建议不要使用其他药物并且提供药物滥用的治疗方案，将多种物质滥用的危害降低到最低程度。

4. 监测处方类药物和补充使用的药物，以避免所使用的处方药与酒精相互作用。（例如酒精与对乙酰氨基酚、苯二氮䓬类药物、β 受体阻断剂，非甾体抗炎药。）识别依从性较差的严重饮酒者，并做出相应处理。

5. 使用一些方法来提高患者的参与度。包括医生处理患者提出的记忆或其他认知功能障碍、语言和（或）文化问题或躯体疾病等。比如，考虑使用预约提醒、系统记忆及依从性的策略。

6. 对躯体和精神疾病进行诊断，请相关的专业医疗组进行系统治疗和定期交流。医疗服务对于降低与持续酒精摄入相关疾病的致死率有着重要的价值。长期严重饮酒患者常见躯体并发症包括高血压、心脏损害、大脑萎缩、小脑损害、周围神经病、肝硬化、凝血障碍、消化性溃疡、肌病和恶性肿瘤（乳腺、肝、食管、克罗恩病）。

7. 提供治疗，将躯体并发症降低到最低程度。例如：

（1）使用维生素 B_1 补充品来预防中枢神经系统和周围神经进一步的损害；

（2）对于降低酒精使用而血压未能恢复正常的患者，使用降压药；

（3）门脉高压者，使用 β 受体阻断剂；

（4）对于有肝脏疾病和其他器官损害的患者，给予恰当的营养支持；

（5）有小脑损害和(或)周围神经病的患者，采取相应预防措施。

具体内容可参见第六章"心理社会干预"。

酒精相关障碍的临床治疗策略见图 3-2。

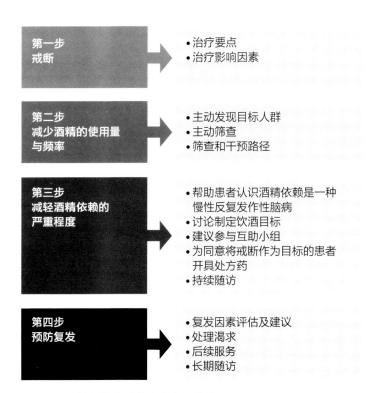

图 3-2 酒精相关障碍的临床治疗策略

第二节　常用的治疗方式

酒精相关障碍的治疗场所包括医院急诊、门诊和住院部、社区治疗、专业戒酒机构等。其适用人群、治疗目标和方式、影响因素不尽相同。分述如下。

一、急诊

（一）概述

酒精相关障碍患者可因以下原因而急诊就诊：①各种躯体并发症：如肺部感染、急性胰腺炎、消化道出血、心脏并发症、脑血管意外等；②严重精神症状：如突发被害妄想、幻觉、冲动行为、自杀自伤等；③意外事件：如酒驾发生车祸、酒后摔伤跌伤、酒后斗殴受伤等；④急性酒中毒。此时的各类症状均较为严重，同时也可能因突然停止饮酒而在治疗第2~3天逐渐出现戒断症状。因此，急诊治疗的策略是首先抢救生命，同时高度关注患者安全。因为一旦躯体症状改善，患者对酒精使用的渴求就会促使他们不配合治疗，提出无理由出院要求等，同时伴发的精神症状可能使他们具有冲动、自伤、自杀等风险。病情平稳后转诊到酒精依赖专科治疗。

急诊治疗的策略是首先抢救生命，同时高度关注患者安全。

（二）适用人群

伴发严重躯体问题和精神症状的酒精使用障碍者，也可能是急性酒中毒、酒后意外者。

（三）影响治疗方式的因素

这类患者常因为严重躯体和精神症状就诊，影响治疗的因素如下。

1. 对症治疗的及时性和预见性

患者常主诉某一个或几个躯体不适，然而酒精相关障碍的躯体损害是全身性的。因此及时发现潜在的躯体损害非常重要，医生除了关注患者主诉外，系统的体格和实验室检查也是非常重要的。

2. 酒精相关障碍评估时机

患者常常不会主动报告酒精使用问题，医师应主动询问饮酒史。饮酒史包括：近一个月饮酒情况（反映近期酒精使用情况），是否为重度饮酒（提示是否为危险饮酒、酒精滥用或酒精依赖），是否长期反复饮酒（提示酒精依赖），近一年是否因为饮酒出现身体或者社会功能损害。必要时采用 AUDIT 量表进行评分。

酒精浓度和毒物筛查应该作为基本检查，以明确近期酒精或者其他物质的使用情况。

酒精依赖患者将在治疗的 1~2 天因为停止饮酒而出现酒精戒断症状，应该及时进行有效的戒断治疗。

3. 对不合作患者的处置

患者可因为严重精神症状或者否认心理而表现出对治疗的犹豫、缺乏治疗动机等。应当注意保护患者的安全，必要时在获得监护人同意下采用强制性治疗。应当尽量从陪同治疗人员处获得更多的患者信息，帮助判断病情。

4. 转诊治疗

当确认患者有酒精相关障碍时，在控制急性症状后应及时联系戒酒专科或者精神专科人员联络会诊。若确诊为酒精依赖者，则建议接受进一步戒酒治疗。

二、门诊

（一）概述

患者常常因为各种躯体不适到医院的相应临床科室就诊。医生应注意以下几点：

（1）尽早确认该症状与饮酒是否存在相关性；

（2）进行短暂干预，建议减少饮酒或者戒酒；

（3）及时转诊到戒酒/精神专科接受规范戒酒治疗，以尽早识别和处理酒精戒断症状。

部分患者会自愿或半自愿到门诊咨询戒酒的有关治疗，此时是介入戒酒治疗的关键时机。

（二）适用人群

门诊治疗适用于以下人群：

（1）以躯体症状为主诉的酒精使用障碍；

（2）自愿接受戒酒治疗者；

（3）半自愿接受戒酒治疗者。

（三）影响治疗方式的因素

1. 综合医院门诊

（1）及时发现酒精相关障碍患者的全身性躯体损害：通过详细的病史、全面的体格和实验室检查发现。

（2）短暂干预：指出躯体损害与饮酒的相关性，建议减少饮酒或者戒酒。

（3）及时转诊到戒酒／精神专科接受规范戒酒治疗，及时发现和处理酒精戒断症状。

2. 戒酒／精神专科门诊

主要是处理酒精所致精神症状或者酒精戒断症状，提供戒酒咨询，以及长期门诊随访。

主要是处理酒精所致精神症状或者酒精戒断症状，提供戒酒咨询，以及长期门诊随访。

（1）戒断环境的选择：医生需要对患者进行综合的临床评估，再与其讨论每一种方案的优点和缺点（可能的话与家人或监护人一起）。在为患者决定最佳的戒断环境时，考虑的因素包括：①酒精戒断症状的严重程度和严重的酒精并发症的出现情况（如癫痫、谵妄、幻觉等）；②是否使用过其他成瘾物质：患者频繁使用其他物质（如苯二氮䓬类、兴奋剂、阿片类药物）可能会增加戒断并发症的风险，这通常需要严格的监控和监督（比如社区、居住单元）；③伴随的躯体或精神疾病：患者有明显的共患病，也许需要住院治疗直到症状消失；④一旦治疗稳定后，患者能够到一些治疗强度相对小的环境中去完成戒断。

（2）如果酒精戒断症状发生在患者家里，或者某些场所（如旅馆中），且患者没有出现严重戒断症状（如癫痫、谵妄、幻觉）或明显的躯体或精神障碍共病，可采用门诊治疗：①安全的无酒环境，有可靠的监护人在治疗期间的前 3~4 天对患者进行监护，给予患者支持。②正规的监护流程，具有合格的健康专业人员（从事戒酒戒毒的专业人员、护士或医生）。在治疗期间的前 3~4 天，每天随访（如面谈或通过电话沟通）。药物治疗必须严格监管（每天处方），如果患者复饮，停止苯二氮䓬类药物处方。③危机支持，为患者提供 24 小时的电话危机支持。

门诊戒断的优点是省去了住院治疗的负担。但是这种治疗方法也需要事前计划，根据实际情况调整。与社区治疗相比，其完成率较低。但是在家成功戒酒的患者成功戒断的时间可能更长。

三、住院

（一）概述

患者可因各种躯体并发症入住综合医院任何病房，或因精神症状入住精神专科病房，或因自愿或者半自愿戒酒入住戒酒病房。

（二）适用人群

1. 综合医院病房

适用于各种躯体并发症的治疗。

2. 精神专科病房

适用于酒精所致精神障碍或者各类精神障碍共患病的治疗。

3. 戒酒病房

适用于各种酒精所致精神障碍或者自愿与半自愿戒酒患者的治疗。住院患者存在明显的躯体症状（如癫痫）、明显的精神症状（如精神病性症状、自杀）或者是诊断不清（如癫痫需要进一步检查）。住院患者症状一般较为严重，症状变化大。

（三）影响治疗方式的因素

1. 综合医院病房

及时、全面治疗各种躯体并发症，仍要注意患者不会主动报告饮酒历史。全面系统的体格和实验室检查非常重要。躯体疾病一旦控制，需要转介治疗酒精依赖问题。

2. 精神专科病房

各种酒精所致精神障碍或者各类精神共患病的处理为基本治疗目标，特别注意及时发现和及时治疗共患病。精神症状一

门诊戒断的优点是省去了住院治疗的负担。但是这种治疗方法也需要事前计划，根据实际情况调整。

且控制，需要转介治疗酒精依赖问题。

3. 戒酒病房

重点处理各种酒精所致精神障碍或者自愿与半自愿戒酒患者。

（1）观察酒精戒断：所有酒精戒断的患者，或有酒精戒断高风险的患者，应该常规进行监督。可应用 CIWA-Ar 量表进行评估，得分超过 7 分的患者要考虑酒精戒断综合征，并根据得分进行戒断症状治疗，详见第五章"酒精相关障碍的药物治疗"。

（2）躯体症状：包括呼吸、脉率、血压、体温及意识状态（特别是用药后）。

（3）酒精戒断的严重程度：用酒精戒断评估量表来评估戒断的严重程度，指导治疗，帮助医生与患者更客观地判断酒精戒断的严重程度和制订治疗方案。

（4）戒断过程的总体进展：包括当前的动机水平，在门诊戒断酒精及其他药物的使用情况（呼气测试仪的指标和／或尿液的毒物筛查可以提示），对任何药物的反应，患者的心理负担，治疗阻抗等。

（5）戒断量表的局限性：酒精戒断评估量表不作为诊断工具，因为许多其他情况也可以产生类似的症状或症候，如躯体疾病（如败血症、肝性脑病、严重的疼痛、其他原因的震颤）、精神疾病（如焦虑障碍）、其他药物戒断症状（如苯二氮䓬类药物、兴奋剂或阿片类药物的戒断）。在这些情况下使用酒精戒断评定量表可以导致评估不准确，影响对严重程度的判断。

（6）支持性的咨询：在戒断过程中，应该特别针对患者戒断症状的全过程进行支持性的咨询保持动机防范戒断后的复饮等。在戒断过程中如何处理渴求是重要内容。推荐的一种方法是 3-D 疗法，即延迟满足、分散注意力和停止这种想法。

（7）危机干预：在戒断的过程中，也许需要危机干预，以解决患者住宿、饮食及其他危机服务问题。许多患者在治疗开始时想要处理大量的个人情感及人际关系问题，但这些问题应该在戒断症状控制后处理。第一，尝试处理这些问题，将会激发焦虑，这些只会加重渴求和影响戒断治疗的完成。第二，处于戒断中的患者有易激惹、激动、攻击倾向，不具备良好的头脑来处理长期

得分超过 7 分的患者要考虑酒精戒断综合征，并根据得分进行戒断症状治疗。

存在的重要问题。第三，让你的患者知道，你理解他们有重要的问题想要解决，解释为什么要将这些问题延迟处理，在戒断症状进行治疗后，它们有机会作为治疗的一部分来处理。

具体内容参见第二章"酒精相关障碍的临床表现与诊断"和第五章"酒精相关障碍的药物治疗"。

四、社区治疗与康复

（一）概述

大部分城市都有社区医疗机构，通常提供一定程度的处理戒断症状的专业医疗、护理、支持服务，也能够进行戒断后的医疗服务，如可进行 7~10 天的住院观察。

（二）适用人群

适于患者有中度到重度戒断症状或既往有戒断综合征（癫痫、谵妄、幻觉）、多药戒断、不适于门诊治疗，以及门诊治疗失败者。如患者有明显的躯体或精神共病，则需在专业医疗机构就诊，而不适于社区治疗。与门诊治疗相比，社区治疗完成率较高。

（三）影响治疗方式的因素

1. 关注个体的信念、感觉和行为。

2. 关注他们的社会环境，包括家庭、社区和社会因素，以及医生和患者的互动。

3. 有效的治疗结果需要治疗环境和治疗过程的完美结合。

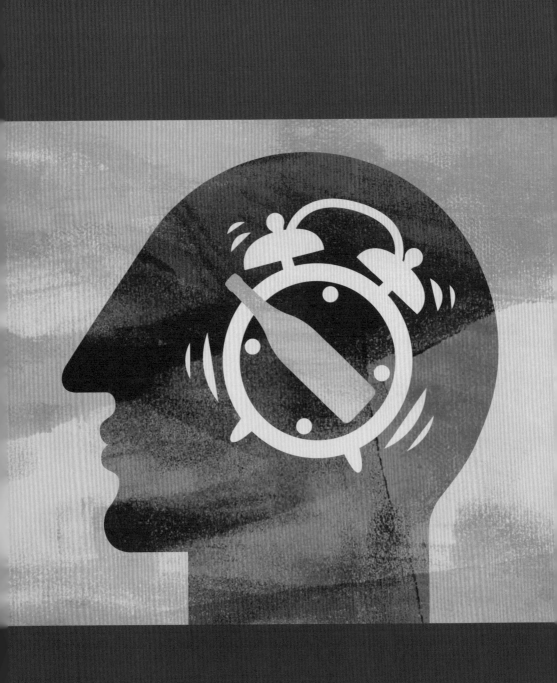

第四章　酒精相关障碍的简短干预

第一节 概述

较多研究证实，简短干预（brief intervention）在危险和有害饮酒者的干预上效果显著、成本低廉。简短干预既填补了对酒精相关障碍者的初级筛查、预防和后期强化治疗之间的空白，也为酒精依赖患者转诊到专业机构治疗提供了有效途径。本章先概述简短干预概念、酒精使用障碍筛查，并如何根据筛查结果来个体化选择简短干预方案；而后逐节介绍不同强度的简短干预方案。

一、基本概念

简短干预是指各级医疗服务人员在日常诊疗过程中，利用短暂的接诊时间，对就诊者进行酒精使用障碍的筛查，并根据筛查结果个体化地实施饮酒健康教育、简单建议、简短咨询、转诊等不同强度的干预措施，以减少危险和有害饮酒。

简短干预的适用对象是饮酒量超过推荐限量的个体，可通过饮酒情况问诊及饮酒自评问卷等进行甄别。如果低强度简短干预效果不理想，则应采用高强度干预措施，包括将患者转诊到专业酒精或药物依赖治疗机构。

简短干预的实施场所很多，包括各级医院（急诊室、门诊部、病房）、社区卫生服务中心（站）、诊所、初级卫生保健机构、社区咨询机构、社区福利机构和工作场所等。应在各种可能实施简短干预的场所积极进行简短干预，尤其是初级卫生保健机构，是对饮酒者进行持续监测和定期干预的理想场所。

简短干预的提供者可以是任何经过培训的有志于进行饮酒干预的人员，不仅包括各级医疗服务人员，如医生、护士、社区卫生工作者等，也包括社会服务者、刑事司法系统人员、精神卫生工作者等。初级医疗服务人员不仅在对危险或有害饮酒者的识别和干预上具有重要地位，而且还在转诊酒精依赖患者接受专业治疗上发挥关键作用。

◈

简短干预是指各级医疗服务人员在日常诊疗过程中，利用短暂的接诊时间，对就诊者进行酒精使用障碍的筛查，并根据筛查结果个体化地实施饮酒健康教育、简单建议、简短咨询、转诊等不同强度的干预措施，以减少危险和有害饮酒。

◈

简短干预包括筛查、反馈、建议、帮助和随访等步骤，关键步骤是反馈和建议。

简短干预包括筛查、反馈、建议、帮助和随访等步骤，关键步骤是反馈和建议。简短干预在常规临床实践中即可运用，简便易行，需时较少，依据干预的强度需时 5 至 30 分钟不等。酒精使用障碍筛查约需 5 分钟，对筛查结果阳性者干预时间通常不超过 5 分钟，如果需要简短咨询，约需 15 分钟左右的时间。

简短干预的产生背景及有效性

许多饮酒相关问题常发生在尚未形成酒精依赖的危险和有害饮酒者，如车祸、外伤、抑郁、家庭暴力、婚姻不合、旷工，以及肝脏和胰腺疾病、卒中、溃疡和脑损害等。流行病学调查显示，肝硬化的发生与 40~120g/d 的饮酒量密切相关，初级保健机构中因过量饮酒就诊者中只有 1/4 为酒精依赖患者。1984 年美国调查了 5000 名成年人，危险饮酒男性占 18%，女性占 5%；有害饮酒男性占 10%，女性占 4%。由此可见，健康工作者应更加关注那些处于危险边缘的危险和有害饮酒者，在日常诊疗中常规进行饮酒情况筛查，对筛查出的危险和有害饮酒者及时进行简短干预，有效减少饮酒量、饮酒频率和饮酒相关问题。1982 年 WHO 组织了多国协作性研究，对危险和有害饮酒者进行筛查并研发了早期干预技术，以期在初级保健机构中用最短时间和最少花费达到减少饮酒和饮酒相关损害的目的。

许多国家在各级医疗服务机构进行了简短干预有效性的随机对照临床试验，并有学者对简短干预的有效性进行了分析。Bien 等分析了 32 个对照研究，涉及 6000 多位患者，发现简短干预与其他强化治疗一样有效："精心设计的干预策略可有效改变有害饮酒的进程，并且干预策略简便易行，在初级医疗服务和员工援助项目的短暂面谈中就可有效使用"。Kahan 等总结分析了 11 个简短干预临床试验，认为简短干预对公众健康的潜在影响巨大："鉴于简短干预的有效性，时间和花费最少，努力付出最小，建议医生在临床实践中积极实施简短干预"。Wilk 等总结分析了 12 个随机对照临床试验，发现接受简短干预的饮酒者在 6~12 个月内减少饮酒量的可能性两倍于未接受简短干预者："对门诊重度饮酒者而言，简短干预是一个低成本、有效的预防措施"。Moyer 等比较分析了简短干预与不干预及强化干预措施的有效性，肯定了简短干预的有效性，尤其是对饮酒问题不甚严重者；同时指出"简短干预不应替代专科医生治疗，但可以作为严重酒精依赖患者在寻求强化治疗前的初始治疗"。

二、酒精使用障碍筛查

酒精使用障碍筛查是简短干预的第一步。筛查不但可以识别出低（高）风险饮酒、有害饮酒或酒精依赖者，而且也为医务人员制订不同强度的简短干预方案提供了依据。

日常诊疗服务过程中应常规进行酒精使用障碍筛查，遇到下述情况时更应进行筛查：①在开具与酒精有相互作用的处方药物时。②在医院急诊部或院前急救接诊患者时。③接诊下述患者时：孕妇或准备怀孕者；过量饮酒高发人群如吸烟者、青少年、年轻人等；存在可能与饮酒相关的躯体疾病如心律失常、消化不良、肝病、焦虑抑郁、失眠、外伤等患者；存在疗效不如预期的慢性疾病，如慢性疼痛、糖尿病、消化道疾病、心脏病、高血压等患者。

日常诊疗过程中可以选择下列筛查方法：饮酒情况问诊和饮酒自评问卷。饮酒情况问诊可在任何时间任何地点使用，可单独使用，也可与饮酒自评问卷联合使用。

1. 饮酒情况问诊

首先询问患者："您曾经喝过酒吗？包括白酒、红酒、啤酒或其他酒类饮品。"如回答"喝过"，则进一步询问"过去 1 年中，您喝过多少次酒？"；如回答"1 次或 1 次以上"，则进一步询问每天饮酒量及每周饮酒频率；如回答"每天不超过 20g 纯酒精（2 个标准杯），每周饮酒不超过 5 天"，可大致判断为低风险饮酒；如超过上述限量，又不存在下述饮酒相关问题时，可大致判断为高风险饮酒（也称之为危险饮酒）。

在评估高风险饮酒的基础上，应进一步询问"饮酒是否对躯体、精神、家庭、工作等造成了影响"。若饮酒对饮酒者的躯体与精神健康造成了损害，或饮酒对饮酒者的家庭、工作及他人造成了不良影响，或经常因饮酒受到他人的抱怨或批评，或发生过各种不良后果（如酒驾被捕、婚姻不和、不能履行家庭职能、上班迟到、误事等），可大致判断为有害饮酒，相当于 ICD-10 中的酒精有害使用或 DSM-Ⅳ 中的酒精滥用。

在评估有害饮酒的基础上，应进一步询问患者"是否存在难以控制、耐受、戒断等现象"。如患者在过去 1 年中某段时间内存在下列至少 3 条症状，则可诊断为酒精依赖：①对饮酒的强烈

酒精使用障碍筛查是简短干预的第一步。筛查不但可以识别出低（高）风险饮酒、有害饮酒或酒精依赖者，而且也为医务人员制订不同强度的简短干预方案提供了依据。

渴望或冲动感；②对饮酒的开始、结束及饮酒量难以控制；③当停止饮酒或减少饮酒量时出现生理戒断状态；④存在酒精耐受现象，必须饮用较高量的酒精才能获得过去较低量的效应；⑤因饮酒而逐渐失去其他快乐或兴趣，在酒精获取、饮用或饮酒恢复方面花费的时间逐渐增加；⑥强制性饮酒而不顾明显的危害性后果，如饮酒导致的肝损害、抑郁心境或相关认知功能损害等。应明确饮酒者是否实际上已经了解上述损害的性质和严重程度。

2. 饮酒自评问卷

采用饮酒自评问卷进行筛查时，建议使用 WHO 制定的《酒精使用障碍筛查量表（AUDIT）》（详见附录）。AUDIT 是一种标准的、经过多国验证的筛查工具，用以识别低（高）风险饮酒者、有害饮酒者及酒精依赖者。AUDIT 优于其他饮酒自评筛查工具的优势在于：①简短，使用方便，灵活性强，能为患者提供有价值的反馈信息；②与 ICD-10 中酒精有害使用和酒精依赖的定义一致；③关注近期的饮酒情况；④在多个国家得以验证并有多种语言版本。

初级医疗服务机构中分诊人员可嘱咐就诊者候诊时填写AUDIT，5 分钟内即可完成。AUDIT 包含 10 个问题：前 3 个问题测试的是定期和不定期饮酒的量和频率；中间 3 个问题测试的是酒精依赖症状；后 4 个问题测试的是与饮酒相关的近期和长期问题。每个问题的计分从 0 到 4 分。第 9 和第 10 个问题只有 3 个选项，分别计为 0、2 和 4 分。AUDIT 得分区间为0~40 分。根据 AUDIT 得分高低将饮酒者划分为 4 个饮酒风险水平区，即饮酒风险水平Ⅰ、Ⅱ、Ⅲ、Ⅳ区。AUDIT 得分低于8 分为饮酒风险水平Ⅰ区（WHO 建议将 65 岁以上的饮酒者的AUDIT 分界值定为 7 分），得分在 8~15 分之间为饮酒风险水平Ⅱ区，得分在 16~19 分之间为饮酒风险水平Ⅲ区，得分在20~40 分之间为饮酒风险水平Ⅳ。一般 AUDIT 分数越高风险水平就越高，然而该线性关系并不一定适用于所有群体或个体。AUDIT 筛查结果应与饮酒情况的问诊内容相结合。

三、不同强度的简短干预方案

完成酒精使用障碍筛查后，根据饮酒情况问诊结果和AUDIT 得分来选择不同强度的简短干预方案，包括饮酒健康教

根据 AUDIT 得分高低将饮酒者划分为 4 个饮酒风险水平区，即饮酒风险水平Ⅰ、Ⅱ、Ⅲ、Ⅳ区。

完成酒精使用障碍筛查后，根据饮酒情况问诊结果和 AUDIT 得分来选择不同强度的简短干预方案，包括饮酒健康教育（alcohol education）、简单建议（simple advice）、简短咨询（brief counseling）及转诊（referral）等。

育（alcohol education）、简单建议（simple advice）、简短咨询（brief counseling）及转诊（referral）等。选择原则参见表 4-1。

表 4-1 根据饮酒筛查结果选择不同强度的简短干预方案

饮酒风险水平	AUDIT 得分 *	饮酒问诊判断	简短干预方案
风险 Ⅰ 区	0~7（≥ 65 岁：0~6）	低风险饮酒	饮酒健康教育
风险 Ⅱ 区	8~15	高风险饮酒	简单建议
风险 Ⅲ 区	16~19	有害饮酒	简单建议、简短咨询及持续监测
风险 Ⅳ 区	20~40	酒精依赖	转诊到专科医生进行诊断评估和治疗

*AUDIT 分数段划分可因各国的饮酒模式、每个标准杯的酒精含量以及筛查方案的特征等略有差异。详情可参见 AUDIT 使用手册。筛查试验结果的解释应结合临床判断，尤其是当 AUDIT 得分在 15 至 20 分之间时

1. 饮酒风险水平 Ⅰ 区就诊者的干预措施

AUDIT 得分低于 8 分，一般属于低风险饮酒者。尽管多数低风险饮酒者不需接受任何干预，但仍然适合进行饮酒健康教育，并能从中获益。原因在于：饮酒健康教育有利于提高饮酒风险意识，可作为一个预防措施，可提醒过去有饮酒问题的患者避免再次陷入危险饮酒状态。

对于低风险饮酒者或戒酒者，要积极肯定及表扬他们目前的做法，并提醒如果确实要饮酒，一定要保持在推荐的限量内（见下文饮酒健康教育范例）。

2. 饮酒风险水平 Ⅱ 区就诊者的干预措施

AUDIT 得分在 8~15 分之间，一般属于高风险饮酒者，但也有可能是有害饮酒者。饮酒量超过了低风险饮酒限量。尽管低风险饮酒限量各国不尽相同，但流行病学数据显示，当每天饮酒超过 20g 纯酒精时（相当于 2 个标准杯），出现酒精相关障碍的风险就会显著增加。风险 Ⅱ 区的饮酒者可通过简单建议

AUDIT 得分低于 8 分，一般属于低风险饮酒者。尽管多数低风险饮酒者不需接受任何干预，但仍然适合进行饮酒健康教育，并能从中获益。

当每天饮酒超过 20g 纯酒精时（相当于 2 个标准杯），出现酒精相关障碍的风险就会显著增加。风险 Ⅱ 区的饮酒者可通过简单建议的方式进行干预。

饮酒健康教育范例

对于筛查结果给予反馈

实例："我仔细看过几分钟前您做的调查问卷的结果。从您的结果中可以看出：如果您继续像现在这样适度饮酒，出现问题的风险就较低。"

告知低风险饮酒限量以及过量饮酒危害

实例："如果您真想喝酒，请每天不要超过 2 个标准杯；同时，要确保 1 周内至少要 2 天不喝酒，即使是少量饮酒（参见第二节中的低风险饮酒限量）。"要注意计算"标准杯"的数量：一般来说，一罐啤酒、一杯葡萄酒和一小盅烈性酒的酒精含量大致相同，大致为 10g 纯酒精，即 1 个标准杯（参见第二节中的标准杯）。饮酒一旦超过上述水平，因饮酒出现问题的可能性就增大，如可能出现事故、伤害、高血压、肝病、癌症和心脏病等（参见第二节中的高风险饮酒危害）。

对于那些遵守指导方针的人给予鼓励

"做得很好，继续努力将饮酒量控制在低风险饮酒水平或以下"，这样鼓励性的言语要及时说给他们听，使他们持续地保持这样的饮酒模式。

的方式进行干预（详见本章第二节）。

3. 饮酒风险水平Ⅲ区就诊者的干预措施

AUDIT 得分在 16~19 分之间，一般属于有害饮酒者，也可能是酒精依赖者。饮酒模式已对饮酒者造成伤害。风险Ⅲ区的饮酒者可通过简单建议、简短咨询和持续监测的方式进行强化干预（详见本章第三节）。

4. 饮酒风险水平Ⅳ区就诊者的干预措施

最高风险水平，AUDIT 得分在 20~40 分之间，一般属于酒精依赖者。然而，医务人员要注意到酒精依赖也有轻重之分，即使 AUDIT 得分较低，临床也有可能诊断为酒精依赖。诊断为酒精依赖的患者应转诊给专科医生（如果可能）进行诊断评估和治疗（详见本章第四节）。

风险Ⅲ区的饮酒者可通过简单建议、简短咨询和持续监测的方式进行强化干预。

诊断为酒精依赖的患者应转诊给专科医生（如果可能）进行诊断评估和治疗。

第二节　饮酒健康教育

适用于 AUDIT 得分小于 8 分的低风险饮酒者，我们要做三方面工作：对于筛查结果给予反馈，告知低风险饮酒限量及过量饮酒的危害，以及对于那些遵守指导方针的人给予鼓励。具体方式如前所述。

第三节　简单建议

简单建议干预方案一般用于那些 AUDIT 筛查得分在 8~15 分之间的饮酒者，或饮酒情况问诊判定为高风险饮酒者。即使目前这些人可能没有受到酒精伤害或伤害到他人，也要接受"简单建议"干预。该类饮酒者可能出现：因为饮酒罹患慢性疾病风险和（或）因急性醉酒存在伤害、暴力、法律问题，以及工作效率低下或社会问题等风险。

一、参照《低风险饮酒指南》提供简单建议

基于多国有关饮酒早期干预方案的临床试验和实践经验，对于饮酒风险 Ⅱ 区的饮酒者可以选择使用《低风险饮酒指南》，提供简单建议干预方案。《低风险饮酒指南》手册改编自 WHO《有害饮酒者的识别与管理》项目指南。实施前应给患者说明，依照筛查结果适合接受简单建议方案，并依据下述具体操作步骤进行干预。有条件者可以将下述内容印刷成小册子并发放给患者。小册子不仅包含患者所需的所有信息，而且

简单建议干预方案一般用于那些 AUDIT 筛查得分在 8~15 分之间的饮酒者，或饮酒情况问诊判定为高风险饮酒者。即使目前这些人可能没有受到酒精伤害或伤害到他人，也要接受"简单建议"干预。

也是医务人员实施干预的指南。与患者一起依次浏览并讲解，如此一个标准的简单建议干预方案就完整自然地提供给患者了，不需对医务人员进行多少培训，也不要求医务人员具有多少实践经验。具体操作步骤如下。

1. 反馈风险饮酒类别

参照下列"饮酒者金字塔"（图 4-1）来说明患者饮酒属于哪一种风险饮酒类别（饮酒者金字塔中百分比可能需要根据不同国家调整，以适应本国的饮酒模式）。

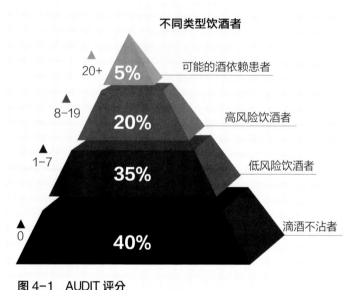

不同类型饮酒者

20+	**5%**	可能的酒依赖患者
8-19	**20%**	高风险饮酒者
1-7	**35%**	低风险饮酒者
0	**40%**	滴酒不沾者

图 4-1　AUDIT 评分

2. 提供高风险饮酒危害的信息

参照图 4-2 讲解高风险饮酒可能引起的全身各个部位的损害。不失时机地鼓励患者立即采取行动，以降低目前高风险饮酒相关的风险。

3. 设定饮酒目标

简单建议程序中最重要的内容是敦促患者制订目标并改变其饮酒行为。《低风险饮酒指南》中将完全戒酒或低风险饮酒定为目标。一般而言，由医务人员引导患者自行做出决定是最好选择。若某些患者期望医务人员给予明确建议，则由医务人员帮助其设定目标更切实可行。

简单建议程序中最重要的内容是敦促患者制定目标并改变其饮酒行为。

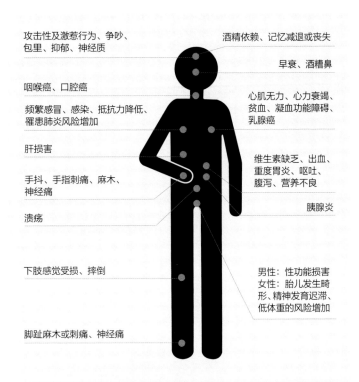

攻击性及激惹行为、争吵、包里、抑郁、神经质

酒精依赖、记忆减退或丧失

早衰、酒糟鼻

咽喉癌、口腔癌

心肌无力、心力衰竭、贫血、凝血功能障碍、乳腺癌

频繁感冒、感染、抵抗力降低、罹患肺炎风险增加

肝损害

维生素缺乏、出血、重度胃炎、呕吐、腹泻、营养不良

手抖、手指刺痛、麻木、神经痛

胰腺炎

溃疡

下肢感觉受损、摔倒

男性：性功能损害
女性：胎儿发生畸形、精神发育迟滞、低体重的风险增加

脚趾麻木或刺痛、神经痛

● 高风险饮酒还会导致社会、法律、医疗、家庭内以及工作和经济一系列问题，还可能使人的寿命缩短，由于酒后驾车导致意外伤害和意外死亡。

图 4-2 高风险饮酒的危害

在设定饮酒目标时，下列群体不适合低风险饮酒目标而适合完全戒酒：①原有酒精或药物依赖病史或肝损害病史者；②具有严重精神病史或目前患有严重精神疾病者；③孕妇；④患有重大躯体疾病或正接受药物治疗而需要完全戒酒者。

如果饮酒者符合下述三点，则可以尝试低风险饮酒：①过去一年里大部分时间都能保持低风险饮酒；②没有晨起身体颤抖；③自我想保持低风险饮酒。

对于迟迟不能设定目标或拒绝接受简短建议的患者，可能存在更为严重的问题，最好通过第三节中描述的简短咨询及相关动机增强方案进行解决。

4. 讲解低风险饮酒限量

多数患者倾向选择低风险饮酒目标。如果选择了低风险饮酒目标，就应努力将饮酒降低至规定的"低风险饮酒限量"。低风险饮酒是指将饮酒量和饮酒模式限制在对个人和他人不造成伤害的程度。WHO 推荐的低风险饮酒限量为每天饮酒不超过 20g 纯酒精（2 个标准杯），每周饮酒不超过 5 天（每周至少 2 天不饮酒）。

科学证据表明，当个体每天饮酒超过 2 个标准杯，并且每周至少 5 天饮酒时，受到伤害的风险会显著增加。每次喝酒超过 3 个标准杯，便会有发生"事故"的风险，如受伤、人际关系问题、医疗问题（如宿醉、失眠和胃病）等。长期每天饮酒超过 2 个标准杯，可能会诱发肿瘤、肝病、抑郁和酒精依赖（酒精中毒）。

下列场合即使少量饮酒，也有伤害风险：①驾车或操作机器期间；②怀孕或哺乳期间；③服用某些与酒精有相互作用的药物期间；④患有可因饮酒而加重的某些躯体疾病期间；⑤不能停止或控制自己饮酒时。

在各个国家低风险饮酒限量不尽相同，因国家政策、文化、当地饮酒风俗习惯、性别、体重、是否就餐时饮酒等差异而不同，这些因素都可以影响酒精的代谢和饮酒不良健康后果。美国酒精滥用和酒精依赖研究所（NIAAA）编写的《帮助过量饮酒者——临床医师指南》中，将"过量饮酒"描述为当饮酒引起或增加酒精相关问题的风险，或者使其他健康问题的管理复杂化；并提出男性每天饮酒超过 4 个标准杯（或每周超过 14 个标准杯），女性每天饮酒超过 3 个标准杯（或每周超过 7 个标准杯）就会增加酒精相关问题的风险。

5. 鼓励患者改变饮酒行为

高风险饮酒者并非酒精依赖者，其饮酒行为易于改变。医务人员应该致力于激发患者改变饮酒行为的动机，重申降低饮酒风险的必要性，并鼓励他们立即行动。习惯的改变并非易事，偶尔的失败也是自然。医务人员应提醒患者，应将偶尔的失败视为更好学习以实现目标的机会，这样不至于让患者失去希望。医务人员可以如此解释："要将饮酒量减少到低风险饮酒水平并不容易。假如某次您饮酒超过了低风险饮酒限量，要弄清自己为什么会那么做，以后如何避免出现同样的情况。如果您能始终牢记降低酒精相关风险的重要性，就能取得成功。"

下面是采用《低风险饮酒指南》提供简单建议方案的范例，医务人员可根据需要来借鉴使用。

采用《低风险饮酒指南》提供简单建议方案的范例

❶ 以过渡语引出话题

"我仔细看过几分钟前您做的调查问卷的结果。问卷中那些问题问的是您喝了多少酒，是否存在饮酒相关障碍。从您的应答结果中可以看出：如果您继续以目前的水平饮酒，就会面临出现酒精相关障碍的风险。我想花几分钟时间和您谈谈这个问题。"

❷ 反馈风险饮酒类别

"您了解饮酒相关健康风险的最好方法就是参看《低风险饮酒指南》小册子中的图解。我们一起看一遍，随后我会送您一本，方便您回家翻阅。第一个图解为'饮酒者金字塔'，描述了四类饮酒者。第一类是不饮酒者，约占40%；第二类是低风险饮酒者，约占35%；第三类是高风险饮酒者，即那些饮酒可能会出现问题者，约占25%；第四类饮酒者被称为酒精依赖者，即饮酒已经导致依赖和严重问题者，约占5%。从您的调查问卷应答结果中可以看出，您目前饮酒属于高风险饮酒范畴。您这样饮酒会给您的健康和生活带来风险。"

❸ 提供高风险饮酒危害信息

"这幅图片展示了高风险饮酒造成的各种健康问题。您本人是否曾经经历过其中的某些健康问题呢？避免这些健康问题的最好方法是：减少饮酒频率和饮酒量以便降低风险，或完全戒掉酒。"

❹ 讨论戒酒或减少饮酒量的必要性

"您减少饮酒量或一段时间内完全停止饮酒很重要。许多人发现饮酒习惯是可以改变的。您愿意试一试吗？想想自己是否存在酒精依赖的症状，如早晨醒来后恶心或颤抖，或大量饮酒而不醉。如果是这样的话，您要考虑戒酒了。如果您大部分时间都不过量饮酒，也能控制饮酒，那么您要减少饮酒量了。"

❺ 讨论"低风险饮酒限量"

"专家指出，每人每天的饮酒量不能超过2个标准杯，如果一两杯酒下肚后感到不适，那么还应更少喝。为把酒精依赖的风险降到最低，每周至少有2天滴酒不沾。您时刻都要避免急性醉酒，有时一次饮酒两三杯就可能醉酒。另外，要记住在有些情况下要滴酒不沾。"

❻ 计算饮酒的"标准杯"

"务必要了解您所喝的各种酒类饮品中纯酒精的含量。一旦了解后，您便可以算出自己饮酒的标准杯数量，以便不超过低风险饮酒限量。一杯葡萄酒、一瓶啤酒和一小杯烈酒的酒精含量大致相同，大约均是1个标准杯。要清楚地算一算自己每天喝了几个标准杯的酒量。"

❼ 以鼓励性言语总结

"想必您已经了解了饮酒相关风险和合理的饮酒限量，还有其他问题需要了解吗？多数人获知可以自行采取措施改善健康水平时备受鼓舞。我相信您会遵循这些建议，将饮酒量降至低风险饮酒水平。如果您感到有难度或做不到，请电话联系我或再次面谈。"

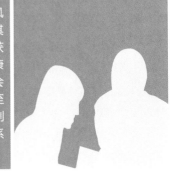

二、实施简单建议的临床技巧

下列几种理念与技巧有利于提高简单建议方案的效果。

1. 富有同情心，保持非批判性

医务人员应认识到患者经常意识不到他们的饮酒风险，不能因此责备他们。高风险性饮酒往往是短期而非长期性行为，医务人员要乐于接纳他们，而不是责备他们目前的饮酒行为。患者最容易接纳真诚的关心和鼓励性的建议，横加指责只会适得其反。

2. 要有权威性

医务人员具有专业知识并接受过正规培训，具有特殊权威，患者也因此更加尊重他们的建议。在反馈患者饮酒超过了规定限量时，要清晰明了，客观且具有针对性，充分利用权威性。患者也会认识到，如果我们真正关心他们的健康，就应该提供权威性的建议。

3. 克服患者的否认

有时患者还没有打算改变饮酒行为，可能会否认自己过量饮酒，抵制任何减少饮酒的建议。要帮助这样的患者，医务人员要确保反馈问题的权威性，但不能对质。避免使用"酒鬼"等威胁性或轻蔑性的词语，而应通过提供信息、表达关切来激发他们的改变动机。如果筛查结果显示患者属于高风险饮酒或存在酒精依赖，可以充分利用这些信息，并要求患者解释为何自己的观点不同于专家的观点。最后指出患者目前的饮酒状况并不像他们想象中的那么乐观。

4. 促进改变

实施简单建议旨在促进患者改变饮酒行为，患者的积极参与至关重要。仅仅告诉患者需要做什么是不够的，要让患者参与共同决策过程。包括详细询问过量饮酒的原因，强调低风险饮酒或戒酒的好处。至关重要的是，患者要选择低风险饮酒或戒酒的目标，并乐于尽力实现这个目标。

5. 随访

随访应根据不同的风险水平列入日常安排，以确保患者能实现节制饮酒的目标。如患者能成功实现目标，应多加鼓励。如患者未能实现目标，医务人员应考虑实施简短咨询或转诊。

第四节　简短咨询

简短咨询适用于AUDIT筛查得分在16~19分之间的饮酒者，或饮酒情况问诊判定为有害饮酒的饮酒者。

简短咨询适用于 AUDIT 筛查得分在 16~19 分之间的饮酒者，或饮酒情况问诊判定为有害饮酒的饮酒者。该类饮酒者包括：经常超过低风险饮酒而出现躯体和精神问题，和（或）频繁醉酒而出现伤害、暴力、法律问题以及工作效率降低或社会问题等。简短咨询方案同样也适用于那些需要永久或短期戒酒者，包括孕妇、育儿妇女，及那些服药期间禁止喝酒者。

AUDIT 筛查得分在 16~19 分之间者的饮酒量一般多于得分低于 16 分者，关键区别往往在于对 AUDIT 第 9 个和第 10 个问题的应答上，即"自己及他人有没有受到伤害"。饮酒风险Ⅲ区的某些饮酒者的确可能还没有风险Ⅱ区的饮酒者饮酒量大。如果饮酒者过去一年里经历过事故，自身受到过伤害，或他人对其饮酒表示担忧，就应考虑对其采用简短咨询方案。

简短咨询涉及快速评估、患者迅速参与和改变策略的立即实施，较为系统。目的在于降低患者过量饮酒所致伤害的风险。

简短咨询涉及快速评估、患者迅速参与和改变策略的立即实施，较为系统。目的在于降低患者过量饮酒所致伤害的风险。简短咨询不同于简单建议，其目标是使患者改变基本态度，并能处理各种潜在的问题。简短咨询在简单建议的基础上附加了其他内容，因此需要花费更多的时间。简短咨询包括简单建议、动机评估及适宜建议、借助自助手册进行技能培训和随访等步骤。

一、简单建议

实施简短咨询首先应参照前节《简单建议》中的《低风险饮酒指南》的相关内容讨论患者饮酒问题，讨论中告知患者筛查结果，让患者知道其饮酒类型属于高风险饮酒，目前存在某些伤害（有害饮酒）。逐条列出饮酒特定伤害，包括由 AUDIT 筛查出的以及患者主诉的不适，参照上述高风险饮酒危害的图解强调其严重性。

二、动机评估及适宜建议

深入进行诊断性评估和动机改变评估对简短咨询很有帮助。诊断性评估涉及患者过量饮酒的起始及维持因素、饮酒相关问题的严重性及相关后果。动机改变评估是判断患者所处的动机改变期，从对改变饮酒行为毫无兴趣的"沉思前期"到节制性饮酒计划实际实施的"行动期"。

动机改变各期描述的是人们如何思考、开始并保持一种新型健康行为的过程。动机改变期的判断可以根据临床描述性定义，表4-2展示了5个动机改变期，每期的描述性定义及其对应的简短干预方案要点。也可采用米勒（Miller）提出的"意愿标尺"来评估患者是否愿意改变其饮酒行为，询问患者"您认为改变饮酒行为有多重要"，并嘱患者从1到10评分，其中1代表不重要，10代表十分重要。得分在较低范围（1~3分）患者处于"沉思前期"，得分在中间范围（4~6分）的患者处于"沉思期"，而得分较高范围（7~10分）的患者则表明处于"准备期"或"行动期"。

咨询开始时要使咨询内容适合患者目前的动机水平。如患者处于沉思前期，应将建议重点放在反馈信息上，多鼓励患者采取行动。如患者处于思考期，已经开始考虑采取行动，应将建议重点放在采取行动的好处、延迟行动的风险和如何迈出第一步上。如患者已经为采取行动做好了准备，建议重点放在减少饮酒目标的制订和确保患者践行承诺上。对多数患者而言，咨询者一般应按顺序执行反馈、提供信息、目标选择、建议和鼓励等标准流程，其中可能有些小的调整，视当时的动机改变期而定。

三、参照《防止饮酒相关障碍自助手册》进行技能培训

当评估患者准备改变其饮酒行为后，推荐使用WHO《酒精相关障碍的识别与管理》项目中的《防止饮酒相关障碍自助手册》。手册的主要目的是找出少饮酒的理由，并培养能够替代饮酒的其他活动。该手册不仅适用于酒精使用障碍人群，也适用于那些饮酒量不大但将来可能会出现健康问题风险的人群。手册中所给出的建议对酒精使用障碍或预防酒精使用障碍发生的人群都有帮助。手册基于健康行为改变策略，用来指导

该手册不仅适用于酒精使用障碍人群，也适用于那些饮酒量不大但将来可能会出现健康问题风险的人群。

表4-2 动机改变期及相应的简短干预方案

动机改变期	描述性定义	简短干预方案的重点
沉思前期	危险或有害饮酒者不考虑近期改变其饮酒行为，或没有意识到继续过量饮酒对健康的实际或潜在不良后果	反馈筛查结果提供饮酒危害的信息
沉思期	饮酒者可能意识到饮酒相关不良后果，但对是否要做出改变很矛盾	强调饮酒行为改变的好处，提供饮酒相关不良后果和延迟改变的风险等信息，讨论如何选择目标
准备期	饮酒者已经决定改变饮酒行为，并计划采取行动	讨论如何选择目标，提出建议，并给予鼓励
行动期	饮酒者已经开始减少饮酒或停止饮酒，但饮酒行为改变还不长久	回顾提出的建议，并给予鼓励
保持期	饮酒者已经相对长期地节制饮酒或戒酒	给予鼓励

人们如何改变饮酒行为。以下是节选的重要内容，可在咨询中使用：①要求患者列举并选择减少饮酒的预期好处，以增强改变动机；②要求患者列举并选择应该回避的饮酒高风险场合；③要求患者制订并选择抵制或回避饮酒高风险场合的策略；④要求患者列举并选择结交不饮酒或低风险饮酒朋友的方法；⑤要求患者列举并选择应对孤独和无聊的建议；⑥关注抑郁并寻求医学治疗；⑦要求患者记录下那些直接适用于自身情况的信息并由此制订出"打破饮酒习惯计划记录表"；⑧以及如何坚持打破饮酒习惯计划等。多数患者几乎不用解释和指导就能按照手册执行，但一些文盲或阅读能力较差的患者需要医务人员的帮助，以便他们能及时制订出自己的"打破饮酒习惯计划记录表"。

1. 列举并选择减少饮酒的预期好处

基于酒精有害影响的研究，表4-3列举了一些减少饮酒的好处。如果您想少饮酒，请仔细阅读表中罗列的"减少饮酒的好处"，并从中选择 3 个最适合您少喝酒的理由，并记录在后面"打破饮酒习惯计划记录表"中的空格处。通过表 4–3 您应该明白如果继续酗酒将会发生什么，如果停止饮酒或在低风险水平内饮酒，将会避免发生什么。

表 4–3 减少饮酒的预期好处

减少饮酒的好处	选择	减少饮酒的好处	选择
我将可能多活 5 至 10 年		我感到抑郁和自杀的可能性会降低 6 倍	
我会睡得更好		我死于心脏病或肿瘤的可能性会降低	
我会更快乐		我死于火灾或溺水身亡的可能性会大大降低	
我会节省一大笔钱		我会得到其他人尊重	
我的人际关系会得到改善		我在警方惹上麻烦的可能性会降低	
我会保持青春更久		我死于肝病的可能性会降低 12 倍	
我生活中的收获会更多更大		我死于车祸的可能性会降低 3 倍	
我会健健康康活到老，大脑也不会早衰		对男性而言：我的性功能可能会提高	
我会将工作做得更好		对女性而言：意外怀孕的几率会降低	
我更容易保持苗条身材		对女性而言：伤害到胎儿的几率会降低	

2. 列举并选择应该回避的饮酒高风险场合

豪饮欲望可能与心情、与谁在一起以及酒的可获得性有关。试想您上次喝多的情景，搞清楚什么事情让您喝多了。将来哪些场合会使您喝多酒？如某人列举的场合：在其他人喝酒的场合我也想喝；感到无聊和沮丧时想喝，尤其是周末；与家人争吵后想喝；与朋友共饮时想喝；在家感到孤单寂寞时想喝。

从表4-4列举的饮酒高风险场合中，选择4个您最可能喝多的场合，并记录在后面"打破饮酒习惯计划记录表"中的空格处。下一步便是制订应对的方法。

表4-4 饮酒高风险场合

饮酒高风险场合	选择	饮酒高风险场合	选择
聚会时		遇见特定的人	
节日庆典时		心里紧张时	
家庭聚餐时		孤独寂寞时	
酒吧		晚宴时	
心情不好时		无聊时	
下班后		失眠	
争吵后		周末	
受批评后		发工资后	
挫败感		别人都在喝酒时	

3. 制订并选择抵制或回避饮酒高风险场合的策略

如何确保自己不受豪饮的诱惑？如果受到诱惑，如何来阻止自己大量饮酒呢？解决这个问题并非易事，但如果您寻求他人的帮助，或由他人带着您采取下面措施，问题的解决可能会容易些。选择四个高风险饮酒场合或情绪，想出回避或应对这些情况的各种方法，选取其中的两个方法试试。将尝试方法记录在后面"打破饮酒习惯计划记录表"中的空格处。

下面是某人针对饮酒高风险场合，即下班后与朋友一起喝酒，制订出以下应对方法：下班后回家而不是去喝酒；进行诸如运动之类的其他活动；限制下班后与朋友喝酒的次数；每次喝酒时只喝两杯；喝完两杯酒后改饮非酒精饮料；换几个朋友交往；延长工作时间。选出几项进行尝试。

应注意有些应对方法可能不管用，这并不要紧。尽量想出更多的应对方法来尝试，然后选出哪些应对方法对您最有用。当您选择了两种方法来应对您所选择的第一个饮酒高风险场合后，再来应对下一个饮酒高风险场合，直到最后您能用这两种方法来应对您所选择的4个饮酒高风险场合。

4. 列举并选择结交不饮酒或低风险饮酒朋友的方法

结交不饮酒或低风险饮酒的朋友是保持自己不饮酒或低风险饮酒的最好方法。如果您去社交场合结识新朋友，就会增加您参与社交活动的机会。如果您能增加每周与公司同事交流共乐的次数（过量饮酒除外），您将不需要那样大量饮酒了。因此想办法让自己置身于社交场合去结交新朋友。尽可能想出更多方法并尝试其中两种，然后选出哪些方法最有用。

如某人针对"结交低风险饮酒朋友"罗列出下列方法：加入俱乐部；参与社区或宗教活动；在儿女的学校或青年俱乐部做帮工；加入诸如帮助残障者的志愿者组织；多邀请他人来家里做客；多拜访亲友等。选择并尝试上述方法中的两种，并记录在后面"打破饮酒习惯计划记录表"中的空格处。

5. 列举并选择应对孤独或无聊的建议

许多人饮酒是因为孤独或无聊。如果孤独或无聊导致了您超低风险限量饮酒，那么尽可能想出更多您自己感兴趣的活动，然后选择其中的两个去尝试。将您选择的避免孤独或无聊的两种活动记录在后面"打破饮酒习惯计划记录表"中的空格处。如加入社区团体（图书馆、教堂、妇女组织等，或参加成人教育课程，如手工艺、绘画等），定期运动（游泳、慢跑等）或加入运动俱乐部。表 4–5 中所列问题有助于您制订"个体感兴趣活动清单"。

6. 关注抑郁并寻求医学治疗

许多人喝酒是因为抑郁。抑郁以悲伤、对活动不感兴趣和精力减退为特征。其他症状包括自信和自尊的丧失、不当的自责、死亡和自杀的想法、注意力不集中、睡眠和食欲障碍。如果您的抑郁情绪持续了两周以上，您就需要寻求医务人员的帮助。医学治疗确实有用。治疗期间应停止喝酒，酒精可以导致抑郁，会延迟抗抑郁治疗的反应。

7. 如何坚持打破饮酒习惯计划

首先要完成并保存好"打破饮酒习惯计划记录表"，这是您以下几周的重要计划。您必须每天回顾该计划，不然就会忘掉，尤其是当您面临饮酒危险或诱惑的场合时。表 4–6 列举了确保您牢记计划的最佳方法，请选择使用。

表 4-5 有关个体感兴趣活动的询问

有关"个体感兴趣活动"的询问	选择
过去您喜欢学习哪类技能？（如运动、手工艺或语言）	
过去您喜欢哪类旅游活动？（如去海边、去爬山或去乡村）	
如果您不担心失败，您喜欢做哪些事情？（如绘画或跳舞）	
您独自一人时喜欢做什么？（如长距离散步、弹奏乐器或做针线活）	
您和他人在一起时喜欢做什么？（如电话聊天或玩游戏）	
您喜欢做哪些免费的项目？（如和孩子们一起玩耍、去图书馆）	
您喜欢做哪些花钱很少的事情？（如去公园游玩）	
不同时期您喜欢做什么活动？（如上午、下班后、春天或秋天）	

表 4-6 牢记"打破饮酒习惯计划"

想一个您每天要做多次的活动（如喝咖啡、洗手）
每当您进行这一活动（如喝咖啡）时，在脑海里迅速回顾您的计划。想一想少喝酒的理由、饮酒高风险场合及应对方法。也想一想您结交其他非饮酒的朋友及进行有趣活动的计划
如果有人帮助您，刚开始每天都要与他谈论您的计划及每天的进展，在实施计划的过程中，可每周谈论几次
如果您将计划铭记于心，那么它将帮助您做出改变。如果计划仅在纸上，它将毫无用途

　　请牢记以下要点：每当受到过量饮酒的诱惑且有能力抵制诱惑时，您实际上正在打破您以前的饮酒习惯。每当您感到很不舒服、苦恼或痛苦时，要告诉自己一切都会过去的。如果您渴求饮酒，要将饮酒渴求当做咽喉痛，您必须强忍着，直至消失。如果有人帮助您，坦诚地告诉他您每天要喝多少酒，什么时候您能控制住不饮酒，什么时候会控制不住而过量饮酒。最后，可能会有几天您会过量饮酒，如果真是那样也不要放弃，许多人在成功保持低风险饮酒之前，都会有几天的过量饮酒，随着时间的推移会好起来的。

8. 打破饮酒习惯计划记录表

表4-7是您完成的"打破饮酒习惯计划记录表"，请保存好，这是您以下几周的重要计划。

表 4-7 打破饮酒习惯计划记录表

少饮酒或停止饮酒的理由	1.
	2.
	3.
饮酒高风险场合 1	应对方法 1.
	应对方法 2.
饮酒高风险场合 2	应对方法 1.
	应对方法 2.
饮酒高风险场合 3	应对方法 1.
	应对方法 2.
饮酒高风险场合 4	应对方法 1.
	应对方法 2.
结交不饮酒或低风险饮酒朋友的方法	1.
	2.
应对孤独或无聊的方法	1.
	2.
如何牢记打破饮酒习惯计划	

四、随访

　　行为改变的维持应自始至终纳入咨询方案中。咨询实施者应在制订、实施和维持这几个阶段持续提供切合的支持、反馈和帮助，包括帮助患者去识别复饮诱因和场合。因为接受简短咨询的患者目前正遭受饮酒所致的伤害，所以在每次咨询中和咨询之后定期进行随访至关重要。如果患者正在稳步实现或已经实现某个目标，随访可减为每半年一次或每年一次。然而，如果患者数月来一直难以实现和保持减少饮酒的目标，应考虑使其接受下一步最高层次的干预，即转诊进行专业强化治疗。如果没有条件实施专业强化治疗，可考虑仍然进行定期随访和持续咨询。

第五节　转诊

简短干预一般不适用于严重酒精滥用者或酒精依赖者，但可采用简短干预方案来激励这些患者转诊到酒精依赖治疗机构接受专业治疗。在转诊前有必要收集酒精依赖治疗专业机构相关信息，并制作成列表，包括机构名称、联系方式、地址及其能提供的医疗服务等。还应列出本地区互助组织（如匿名戒酒者协会）、酒精相关咨询专家，以及社区服务设施（如职业康复、危机干预机构、中途宿舍和团体宿舍等）。若可能，应前去这些专业机构参观，建立个人联系以便于以后的转诊。

一、转诊的对象

AUDIT 筛查试验得分在 20 分或以上的饮酒者，或饮酒情况问诊判定为酒精依赖者。但要清楚 AUDIT 不是诊断工具，AUDIT 筛查试验得分在 20 分或以上不能认为酒精依赖已被正式确定。

对于某些 AUDIT 筛查试验得分低于 20 分却不适合进行简单建议或简短咨询的个体，也应转诊到专业机构接受专业治疗，包括：高度怀疑酒精依赖患者；既往确诊有酒精或物质依赖，或肝损害病史者；既往或目前患有严重精神病者；接受过强化简短咨询却未能实现目标者。

二、转诊诊治

转诊目的在于确保患者能够接受专科医生的进一步诊断或治疗。尽管多数患者清楚自己的饮酒量，但他们不愿立即采取行动并做出改变。阻抗原因包括：未意识到饮酒已经过量；不认为饮酒与相关损害有联系；不认为饮酒有什么坏处；不愿承担责任；不愿花费时间和精力进行治疗。转诊能否成功取决于医疗服务人员的权威和患者消除上述阻抗的程度。下述改良的简单建议模式有利于患者的转诊，包括反馈、建议、责任、信息、鼓励和随访等步骤。

1. 反馈

在反馈 AUDIT 筛查结果时要确认：患者的饮酒水平远远超过安全界限；患者已经出现特定的饮酒相关问题；患者可能存在酒精依赖综合征的症状或体征。反馈中要强调患者的饮酒行为不但有害于其自身健康，也不利于亲友和周围其他人。坦诚讨论患者既往未能成功减少饮酒或戒酒，这有助于患者明白做出改变需要他人的帮助。

2. 建议

医疗服务人员要清晰地传递以下信息：酒精依赖属于严重的医学问题，应找专科医生进一步诊断和治疗。要说明饮酒与目前医学问题之间的联系，并讨论饮酒将来可能带来的健康和社会问题的风险。

3. 责任

力劝患者就诊专科医生以解决问题，强调遵从转诊建议十分重要。如果患者有此意愿，提供信息并给予鼓励。如果患者无此意愿，要留出思考时间并预约下次讨论。

4. 信息

对以前未接受过酒精使用障碍相关治疗的患者来说，需要给他们提供一些治疗相关信息。患者在了解将要就诊的专科医生和将要接受的治疗方案之后，可能更愿意决定接受转诊治疗。

5. 鼓励

如果患者有治疗意愿，就很容易从几句保证和鼓励的话中受益。要告诉他们，酒精依赖的治疗方案一般都很有效，但需要他们的大力配合。

6. 随访

接受酒精依赖专业治疗之后，初级医疗服务人员要对患者定期随访并提供支持，就如同在初级医疗服务中定期监测那些接受过心脏病专家治疗的患者一样。酒精依赖是一种慢性复发性脑病，随访极其重要。定期随访和支持有助于防止患者复饮，或一旦复饮其有助于控制酒精依赖复发进程。

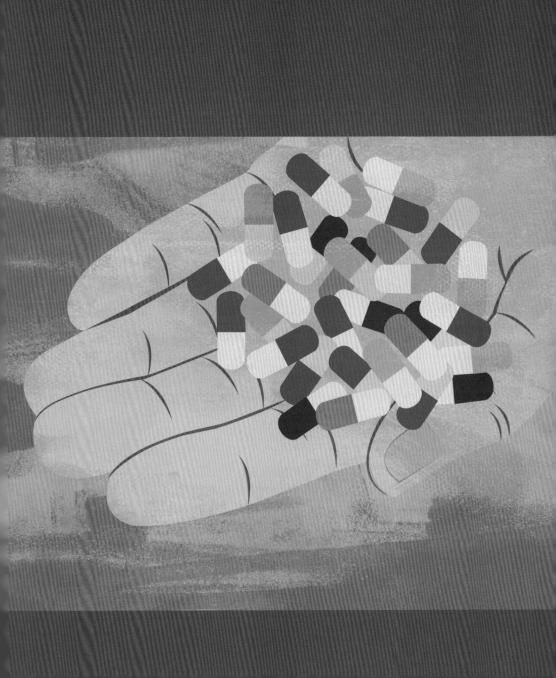

第五章 酒精相关障碍的药物治疗

第一节 概述

用于酒精相关障碍治疗的药物有多种，涉及的药物在药理机制、适用范围等方面也有很大不同。因此，虽然很多药物都可用于酒精相关障碍的治疗，但它们不可简单地称为"戒酒药物"。此外需要特别说明的是，本章涉及的药物仅仅针对酒精所致障碍以及酒精相关的精神障碍部分，不涉及酒精所致的躯体并发症（如肝脏损害、胰腺炎、心血管疾病等）。具体说来，本章主要介绍针对急性酒精中毒、酒精戒断综合征（包括震颤谵妄及酒精戒断性惊厥）以及酒精依赖预防复发的药物治疗。

整体而言，药物治疗在酒精相关障碍治疗中的地位因具体情况不同而有所不同。比如，对于急性酒精中毒而言，以支持性治疗为主，包括使用一些药物。对于急性戒断症状而言，尤其是对住院患者中比较严重的戒断症状而言，积极、充分的药物治疗至关重要，可以有效地缩短病程，减少相关并发症，甚至降低死亡率。就具体药物而言，苯二氮䓬类药物是证据最充分、疗效最肯定的治疗酒精戒断症状的药物，应作一线药物使用。在康复与防复发阶段，有针对性地选择防复发药物，可降低复发率，或降低总的饮酒量，或延长操守时间。此外，对于一些与饮酒相伴发的精神障碍（如焦虑障碍、抑郁障碍、精神病性症状等），及时、恰当地使用药物也可有效缓解患者的症状，从而提高对酒精相关障碍治疗的疗效。

如前所述，酒精依赖的成因非常复杂，且其危害也涉及个体生理、心理及社会生活各个方面，因此，为治疗康复制订的干预措施也应从多层次、多方位着手。另一方面，在为具体的患者制订治疗康复计划时，应进行个体化的评估，并根据评估结果制订个体化方案。

1. 危急情况的处理

对每一例患者进行诊断治疗时，首先要考虑其有无需要紧

整体而言，药物治疗在酒精相关障碍治疗中的地位因具体情况不同而有所不同。

为治疗康复制订的干预措施也应从多层次、多方位着手。另一方面，在为具体的患者制订治疗康复计划时，应进行个体化的评估，并根据评估结果制订个体化方案。

急处理的危急情况,如有无危及生命的躯体并发症(如急性肝炎、上消化道出血、胰腺炎等)、有无自杀企图、有无危害他人的企图等。对严重病例,需视情况进行急救或收住院进行严密监护治疗。

2. 酒精戒断综合征的处理

度过危机阶段或病情相对稳定者,可开始进行戒酒治疗。酒精戒断综合征有各种不同的表现:轻者只有焦虑、不安、失眠,重者可出现抽搐、谵妄。多数轻度酒精戒断综合征患者往往并不会来就诊,对于前来就诊的酒精戒断综合征患者,则需要在全面评估的基础上积极、适量地使用苯二氮䓬类药物。对于疑为震颤谵妄的患者应密切观察,必要时可采用保护性约束措施。治疗原则为静脉补充液体、电解质及维生素(尤其是维生素 B_1),密切监测生命体征,并积极、充分使用苯二氮䓬类药物。需特殊说明的是,酒精依赖者多数伴有维生素 B_1 缺乏,而静脉输入葡萄糖溶液会进一步加重这一状况,故在输液的同时(甚至之前)给予充分的维生素(尤其是维生素 B_1)对稳定病情、预防相关并发症(如韦尼克脑病)非常重要。与此同时,医生应密切注意患者的其他并发症。只要治疗恰当,患者多可在 1~2 周内顺利恢复。若处理不当,则患者病情有可能加重,甚至死亡。在急性戒断过程中,除了处理生理情况外,对并存的社会、心理问题也应给予足够的重视。由于否认机制在酒精依赖者中相当常见,因此,医生应善于发现问题,对之进行恰当的评估,并制订具有针对性的干预措施。

3. 并发症的处理及防复发

并发症的处理及防复发的重点是处理酒精依赖造成的后果,并为防复发打基础。此时的大多数患者可采用门诊治疗,少数较严重者需住院。对于一些戒酒愿望强烈、依从性良好且社会支持情况较好的病例,在排除禁忌证之后,可开始纳曲酮或其他防复发的药物治疗,以降低复发的频度或严重度。对于存在明显抑郁、焦虑障碍患者,可考虑使用抗抑郁剂,且应配合积极的心理治疗。此外,医务人员还要重视患者在家庭生活及工作等方面存在的问题,设法解决其后顾之忧。许多戒酒失败的事例说明,后顾之忧不除,复发在所难免。

并发症的处理及防复发的重点是处理酒精依赖造成的后果,并为防复发打基础。

第二节 急性酒精中毒的治疗与处理

急性酒精中毒又称为醉酒，多数不会就诊。一旦就诊，则说明病情较为严重，应视为临床急重症，立即进行急症治疗和抢救。

轻度急性酒精中毒无需特殊治疗，一般采用卧床、休息、保暖、饮水、注意防止吸入性肺炎的处理原则。

轻度急性酒精中毒无需特殊治疗，一般采用卧床、休息、保暖、饮水、注意防止吸入性肺炎的处理原则。首先是停止继续饮酒，在意识清楚的前提下，可采用刺激咽喉的办法引起呕吐反射，将酒等胃内容物尽快呕吐出来，然后安排卧床休息，注意保暖，注意避免呕吐物阻塞呼吸道；注意观察意识、呼吸和脉搏的情况。多数患者休息后可自行恢复。

对于中度到重度的急性酒精中毒，一旦就诊，应该进行以下处理。

一、治疗前快速评估

（一）病史的采集

处理此类患者时，应快速、详细采集病史。要询问本人或家属本次饮酒时间、饮酒量及饮酒种类、排除饮用假酒可能导致的甲醇中毒；有无同时使用其他药物或者毒品；有无自杀服用其他药物的可能；现场是否有其他药瓶或农药味；空腹还是边吃边饮；是否初次饮酒；既往是否大量长期饮酒史。要询问饮酒后是否有外伤、呕吐、误吸等。此外，要询问既往病史，尤其是既往有无糖尿病、高血压、心脏病、肝病、肾病、胃病、胰腺炎等病史。

（二）快速实验室检查

尽快获得血液乙醇浓度、血糖、电解质、血淀粉酶、肝肾功能等检测结果。如有相关临床指征，则可选择测定心肌酶谱、血气分析，也可相应选择心电图、头颅CT、腹部平片等辅助检查。

二、治疗

急性酒精中毒的治疗原则包括：①促进体内酒精含量下降——促进酒精代谢及排出体外；②对症解毒治疗；③预防并发症。

一般的处理措施包括保持呼吸道通畅（去枕平卧、头偏向一侧以预防误吸和舌根后坠）及吸氧，同时密切监测意识、瞳孔及生命体征。

（一）促进体内酒精含量下降

1. 清除毒物

由于酒精吸收速度快，一般情况下洗胃意义不大。如大量饮酒发生在 2 小时之内，可考虑使用 1% 碳酸氢钠或 0.5% 活性炭混悬液洗胃。禁用阿扑吗啡加重酒精的抑制作用。

若患者已经呕吐，则无需洗胃。对于长期昏迷、呼吸抑制或休克患者，有人建议考虑进行透析治疗，但证据有限。

（1）洗胃指证：饮酒后 0.5~2 小时内，无呕吐、无深度昏迷，家属要求洗胃；无法判断是否同时服用其他药物（特别是苯二氮䓬类药物），必须向家属建议洗胃。可考虑使用 1% 碳酸氢钠或 0.5% 活性炭混悬液洗胃。

（2）洗胃的注意事项：①避免误吸和继发损伤；②液体不宜超过 2000~4000ml；③吸引器负压要小；④洗胃出现频繁呕吐可以停止；⑤注意洗胃的风险，患者可能出现酒精中毒急性胃黏膜损伤，洗胃可能导致加重出血甚至穿孔。应当加强观察并向家属说明风险。

2. 促进酒精氧化代谢

可用 50% 葡萄糖 100ml 静脉推注，同时维生素 B_6 注射液 100mg，维生素 B_{12} 注射液 0.5mg 或 1mg，烟酸注射液 100mg 等肌内注射。据报道此方案可加速酒精氧化代谢。

（二）对症解毒，治疗及预防并发症

1. 纳洛酮

纳洛酮是中枢吗啡受体拮抗剂。重症酒精中毒昏迷，呼吸抑制，低血压休克可使用纳洛酮 0.4~0.8mg 静脉推注，必要时可

急性酒精中毒的治疗原则包括：①促进体内酒精含量下降——促进酒精代谢及排出体外；②对症解毒治疗；③预防并发症。

20 分钟重复一次。也可用纳洛酮 1.2~2.0mg 加入液体中持续静滴，可重复使用，直至患者清醒。

2. 氟马西尼

氟马西尼为苯二氮䓬受体拮抗剂，主要用于短效苯二氮䓬类药物（如咪达唑仑）的过量治疗。由于口服生物利用度较低，主要通过静脉给药。静注后 1 分钟内即生效，5 分钟后血浆浓度达峰值，半衰期仅 50 分钟，拮抗效应维持时间约为 90~120 分钟。

对于急性酒精中毒，国外大样本开放性研究已经发现采取小量分次静脉注射氟马西尼的方法，每次 0.1mg，每分钟 1 次，总量最高达 5mg，可以促使急性酒中毒昏迷的患者快速苏醒，但是该结论尚需得到临床随机对照研究结果的支持。

3. 对症支持治疗

（1）维持呼吸功能：对于有呼吸功能衰竭的患者应给予吸氧，必要时需使用呼吸兴奋剂（如尼可刹米、洛贝林等）。

（2）纠正水电解质平衡紊乱：早期纠正乳酸酸中毒，初始剂量先给予 5% 碳酸氢钠溶液 150ml 静滴，之后根据血气分析结果进行调整。

（3）防治脑水肿：可选用 20% 甘露醇液 150~250ml。如果颅内压明显升高，也可同时静脉给予呋塞米（速尿）0.5~1.0mg/kg。如病情需要可 4~6 小时重复使用。

（4）迅速纠正低血糖：部分患者可出现由低血糖造成的昏迷，特别注意与酒精所致昏迷相鉴别。应立即测血糖水平。快速静脉给予 50% 葡萄糖溶液 100~200ml 也可有助于鉴别。

（5）预防感染：对于昏迷患者发生吸入性肺炎，可考虑预防性使用抗生素。

第三节 酒精戒断综合征的治疗与处理

不同患者发生酒精戒断综合征（alcohol withdrawal syndrome，AWS）的频度及严重程度差异较大。AWS 发生的时间也各不相同，可在末次饮酒后 6 小时左右出现，也可在 36~48 小时出现。因此医生需明确应对哪些症状进行监测。表 5-1 显示的是各种常见 AWS 的严重程度及出现时程。

一般 AWS 可于末次饮酒后 6 小时左右出现，症状包括轻度震颤、紧张、焦虑、头痛、出汗、心悸、厌食、恶心、呕吐以及自主神经功能失调症状。如患者不恢复饮酒或得不到及时干预（包括药物治疗），部分患者的 AWS 可进一步加重，甚至出现惊厥发作、震颤谵妄（delirium tremens，DT）。

AWS 发生的时间各不相同，可在末次饮酒后 6 小时左右出现，也可在 36~48 小时出现。

一、AWS 的一般处理原则

长期慢性酗酒者往往具有营养不良以及电解质失衡，因此应首先补充液体、纠正营养及电解质的失衡。

对出现酒精戒断综合征的患者，应常规补充多种维生素以及维生素 B_1（至少每天 100mg）。如果患者需要静脉输液，尤其是当给予葡萄糖时，一定要事先给予 100mg 维生素 B_1（国外有静脉剂型，但国内只有肌内注射剂型），以防止因快速给予葡萄糖而诱发韦尼克脑病。此外，在出现酒精戒断症状的患者中，不少人会有低镁血症或低磷血症，但一般认为无需常规补充镁或磷。要即刻进行血液生化检测，包括血镁及血磷水平，然后根据实验室结果相应补充。

长期慢性酗酒者往往具有营养不良以及电解质失衡，因此应首先补充液体、纠正营养及电解质的失衡。

二、治疗场所的选择

1. 门诊治疗

对多数出现酒精戒断综合征的患者而言，门诊治疗安全、有效，且可大大节省医疗开支。门诊治疗一般建议使用固定剂量法（见后），而不建议采用对症给药法，因为后者需要专业

表 5-1 常见 AWS 的严重程度及出现时程

	症状表现	距末次饮酒时间	备注
一般酒精戒断综合征	失眠、震颤、轻度焦虑、胃肠不适、头痛、多汗、心悸、食欲减退（恶心）	6~12 小时	可在 12~24 小时达到高峰
酒精性幻觉症	出现幻听、幻视及幻触等幻觉	12~24 小时	多在 48 小时内消退，但也可持续若干天
酒精戒断性惊厥	一般为强直－阵挛性惊厥	12~48 小时	症状可以很早出现，甚至在末次饮酒后 2 小时内，且血中浓度仍然很高时
震颤谵妄	定向障碍、幻视、心动过速、血压升高、低热、激越躁动、多汗等	48~96 小时	症状在第 4~5 天达到高峰，病死率高，应积极救治

人员的评估。如果决定患者为门诊治疗，则在前几日应做到每日或至少隔日随访一次。要对患者及家属详细交代药物的剂量、时间以及如何观察戒断症状。应说明在戒断症状恶化后如何处理。除了苯二氮䓬类药物之外，同样要充分补充多种维生素尤其是维生素 B_1。

2. 住院治疗

并非所有患者均适合在门诊进行治疗。一般认为，具有以下情况的患者适合在住院环境下进行治疗：①目前症状严重或以往有严重的酒精戒断症状；②曾经有戒酒性惊厥发作或震颤谵妄；③以往有多次戒断史，但不成功；④共患严重的精神科以及躯体疾病；⑤近期在短期内大量饮酒，骤然停止；⑥孕妇或缺乏社会支持者。

三、AWS 的药物治疗

1. 苯二氮䓬类治疗

苯二氮䓬类（benzodiazepines, BZD）是目前公认最有效、最安全的药物，且这方面的研究证据最充分。但具体选择使用哪一种 BZD，不仅因医生的习惯而异，也要综合考虑其他因素，包括药物的药代动力学参数、起效时间、成瘾潜力等。一般说来，长效 BZD（地西泮等）可更有效地控制惊厥发作，平稳控制 AWS，停药后反跳症状轻微。长效 BZD 可能起效较慢，但其滥用的风险也较低，这对一些业已成瘾的个体尤其重要。但不利之处在于，长效 BZD 在某些人群中可引起过度镇静，尤其是老年患者或肝脏功能损害严重者。

及时、足量给予 BZD 不仅可有效控制一般的 AWS，且可显著降低惊厥及震颤谵妄的发生率。同时，作用时效长的 BZD（如地西泮）对预防惊厥更有效，因此戒断更顺利。就剂量换算而言，一般认为，5mg 地西泮的作用等同于 1mg 劳拉西泮或 15mg 奥沙西泮（表 5-2）。

在具体用药方法上，目前存在两种具体给药方案。一种为固定给药法（fixed-dose method）（表 5-3），即在开始时根据患者的病史及症状表现，决定患者的治疗剂量及大致时间，然后制订相对固定的给药方案。另一种方法则不事先制订给药方案，而是依据定期对患者症状的评定，一旦症状严重（主要是根据 CIWA-Ar 量表），则临时对症给药，此种方法称为对症给药法（symptom-triggered method）。具体如下：

（1）固定给药方案：所谓固定给药方案，是指根据患者的病史及体检情况，估算出患者需要 BZD 的初始剂量，并逐步递减，在 3~4 天内递减结束。由于个体的依赖严重程度不同，躯体情况也各不相同，因此所需的剂量及时程也应有所不同。下表提供一个临床上相对常用的方案，但临床医生应根据患者的具体情况作出相应的调整。

（2）对症给药方案：对症给药方案不事先制订给药方案，而是根据病情随时调整。一般的做法是，在全面病史询问、体格检查及实验室检查之后，定期观察生命体征，并使用 CIWA-Ar 进行监测，每 4~8 小时一次，并根据症状临时给药，直至患者的 CIWA-Ar 评分低于 8~10 分。

一旦 CIWA-Ar 总分大于 7 分，或收缩压 >160mmHg，舒张压 >100mmHg（有高血压病史者使用此标准应谨慎），或心率 > 每分钟 100 次，则可给予口服地西泮 10~20mg 或劳

具体选择使用哪一种 BZD，不仅因医生的习惯而异，也要综合考虑其他因素，包括药物的药代动力学参数、起效时间、成瘾潜力等。

所谓固定给药方案，是指根据患者的病史及体检情况，估算出患者需要 BZD 的初始剂量，并逐步递减，在 3~4 天内递减结束。

对症给药方案不事先制订给药方案，而是根据病情随时调整。

表 5-2　常见苯二氮䓬类药物的特点

药物名称	等效剂量（相对于劳拉西泮 1mg）	达峰时间	半衰期（h）	有无活性代谢产物	是否推荐用于 AWS
地西泮	5	口服 1~2h 肌内注射 1h 静脉注射 8min	20~70	有	常用，慎用于肝功能不全者
劳拉西泮	1	口服 1~4h 肌内注射 1h 静脉注射 5~10min	10~20	无	常用，可用于肝功能不全者
奥沙西泮	15	1~4h	5~12	无	常用，可用于肝功能不全者
氯硝西泮	0.5	1~4h	19~60	无	常用
阿普唑仑	0.4	1~2h	12~15	很少	不建议使用
三唑仑	0.25	1~2h	1.5~5	无	一般不用
替马西泮	10	2~3h	3~25	无	一般不用
氯氮䓬（利眠宁）	25	1~4h	>100	有	国外常用，国内无供应。慎用于肝功能不全者

表 5-3　住院患者中度到重度酒精戒断综合征的固定给药方案

	地西泮	劳拉西泮
第 1 天	10mg 即刻口服，然后 10mg q6h	2mg 即刻，然后 2mg q6h
第 2 天	10mg 口服 tid	2mg 口服 tid
第 3 天	10mg 口服 bid	2mg 口服 bid
第 4 天	5mg 口服 bid	1mg 口服 bid
第 5 天	5mg 口服 bid 或 qd	0.5mg 口服 bid
第 6 天	5mg 口服 qd	0.5mg 口服 qd

拉西泮 2~4mg。4 小时后再次评估，并根据症状决定是否给药。BZD 的使用应根据患者对戒断症状的耐受程度以及躯体状况进行剂量增减。

举例来说，某患者刚入院仅有轻度出汗、焦虑、食欲减退，CIWA-Ar 的评分为 6 分，且生命体征（血压、心率）均正常，故没有给药，到 6 小时后，患者的多汗、焦虑、食欲减退加重，且出现烦躁不安、震颤，CIWA-Ar 评分达到 16 分，且血压达到 170/98mmHg，此时符合给药条件，护士根据医嘱，给予 2mg 劳拉西泮口服。12 小时后及 18 小时后，患者的症状评分为 12 分和 9 分，因此分别给予另外的 1mg。此后虽然有轻微症状，但均不严重，未再继续给药。患者于第三日出院。

对症给药法的优势是，需要 BZD 剂量较低，镇静程度较轻微，且治疗时间更短，呼吸抑制等副作用显著较轻。此外，采用对症给药法的患者往往住院时间更短，节省医疗费用。但其不足之处包括要对护理人员进行足够的培训、需要投入足够的时间，此外这一方法对有些人群效果不佳。而固定给药法，由于不用定期、频繁评定患者的 AWS，可有效减少医护人员的工作量，尤其是在工作本来就非常繁忙的急诊室或 ICU。由于减少评定的次数，也减少了评估者失误的可能。总的说来，虽然两种给药方案各有千秋，但最终的疗效则无大异。在实际操作层面，似乎固定剂量法更受青睐，因为对症给药法往往需要护士接受培训，且必须经常对患者的症状进行定期评定。

AWS 的处理，特别是苯二氮䓬的使用，各个指南差异较大，加拿大成瘾与精神卫生中心 (Canadian Center of Addictions and Mental Health)的给药方案也同时列出，可供参考（ 表5-4 ）。

2. 其他药物治疗

除 BZD 外，也有人尝试其他药物治疗 AWS，包括抗惊厥药、抗精神病药、巴氯芬、β 受体阻断剂以及抗高血压药等。目前普遍认为，这些均属于二线药物，可与 BZD 联合使用，或者当患者因某种原因不能使用 BZD 时使用。

（1）抗惊厥药: 常用的药物包括卡马西平及丙戊酸钠。虽然可有效控制症状，但由于不良反应和起效时间问题，效果不如 BZD。也可选用苯巴比妥，尤其是当患者同时滥用苯二氮䓬类药物时。苯巴比妥的半衰期较长（超过 72 小时），起效也相对较慢。

对症给药法的优势是，需要 BZD 剂量较低，镇静程度较轻微，且治疗时间更短，呼吸抑制等副作用显著较轻。

表 5-4 加拿大成瘾与精神卫生中心 (Canadian Center of Addictions and Mental Health) 推荐的给药方案

基本方案：①每 1~2 小时给予口服地西泮片 20mg，直至症状消退（注：有些住院患者所需剂量很高，甚至高达地西泮每日数百毫克）；②末次剂量后观察至少 1~2 小时；③出院后，患者无需继续使用地西泮，如确有必要，可给予地西泮 10mg 2~3 片备用

以往有戒酒性癫痫发作史者：至少在治疗前 3 小时，每 1 小时给予口服地西泮片 20mg

若患者无法耐受口服，则可静脉给予地西泮 2~5mg/min，最高不得超过 10~20mg/h；或给予劳拉西泮舌下含片（注：国内无此剂型）

若患者有严重肝脏损害，或有哮喘或其他呼吸衰竭症状，则给予劳拉西泮口服 1~2mg 每日 3~4 次，或奥沙西泮 15~30mg 每日 3~4 次

若患者有幻觉症状，给予氟哌啶醇 2~5mg 口服或肌内注射，每 4 小时一次。每日总量不超过 5mg（注：氟哌啶醇可降低惊厥阈值，故使用前几日需密切观察，可同时连续 3 次给予地西泮，每次 20mg 以预防惊厥发作）

如具备如下几点之一，则考虑住院治疗：①给予地西泮一日总量达到或超过 80mg，戒断症状仍未得到控制；②震颤谵妄，反复出现心率失调或反复癫痫发作；③同时伴有躯体疾病（如肺炎）

（2）抗精神病药物：抗精神病药物也被试用于控制 AWS，但一般不使用传统的抗精神病药物，如氯丙嗪，因为它们可降低惊厥阈值。因同样的原因也不推荐使用氯氮平。一般推荐使用新型抗精神病药物如富马酸喹硫平、奥氮平等。如果患者同时有幻觉症状，或出现明显的激越，则使用抗精神病药物比较恰当。即使如此，也应尽量与苯二氮䓬（BZD）联合使用，以达最佳效果。

（3）巴氯芬：巴氯芬是一种选择性 GABA-B 受体激动剂，一般用于缓解肌肉痉挛。有研究发现，此药可缓解酒精戒断症状，但对严重症状效果不佳。

（4）β 受体阻断剂：β 受体阻断剂可缓解部分酒精戒断症状，但无法预防 DT 及戒断性惊厥的发生。

另外，长期饮酒的患者常会出现低镁、低钾等电解质紊乱及维生素的缺乏，这些均可影响酒精戒断综合征的预后，应按患者需要给予补充治疗。此外，及时补充大量维生素 B_1 也是治疗急性 AWS 的常规措施之一，这主要是为预防患者出现 Wernicke-Korsakoff 综合征。有证据表明，尽管维生素 B_1 治疗并不降低惊厥和震颤谵妄的发生率，但由于维生素 B_1 缺乏是韦尼克脑病的主要致病原因，故临床医生仍应积极补充维生素 B_1，尤其是在给予葡萄糖之前。因为后者的代谢会耗竭体内所剩不多的维生素 B_1，促发韦尼克脑病的发生。

及时补充大量维生素 B_1 也是治疗急性 AWS 的常规措施之一，这主要是为预防患者出现 Wernicke-Korsakoff 综合征。

第四节 震颤谵妄的治疗

震颤谵妄（delirium tremens，DT），又称酒精戒断性谵妄，在ICD-10分类中称之为具有谵妄的戒断状态（withdrawal state with delirium），属于严重的酒精戒断症状。通常在末次饮酒后48~96小时出现，一般持续2~3天，严重者也可持续1~2周甚至更长（尤其是伴发严重躯体疾病者）。DT属于临床急诊，需要密切监测，如条件许可，应在重症监护病房治疗。

患者可出现定向力障碍，伴有一过性幻觉、激越、自主神经兴奋表现，如高热、心动过速、高血压和多汗。在没有并发症的情况下，DT的症状可以持续长达7天。约5%的酒精戒断患者出现DT。

DT发生的风险因素包括：持续饮酒史、年龄较大、戒断时伴发躯体疾病（如肺部疾病、体温大于40℃、肝病），出现酒精戒断症状距离末次饮酒时间较长（超过2天）等。DT的死亡率大约为5%，与上世纪60~70年代相比已取得了明显的进步。DT死亡往往与心律失常、复杂的躯体疾病（如肺炎）、未能及时发现潜在的疾病（如胰腺炎、肝炎），或中枢神经系统损伤或感染有关。

DT死亡往往与心律失常、复杂的躯体疾病（如肺炎）、未能及时发现潜在的疾病（如胰腺炎、肝炎），或中枢神经系统损伤或感染有关。

一、治疗原则

（一）排除其他疾病

多种原因可以导致谵妄，尤其是在老年人群。因此在诊断为酒精戒断性震颤谵妄之前，有必要进行系统的体格检查和实验室检查，包括头颅CT，以及必要时腰穿以排除其他疾病。

若患者处于明显的谵妄、精神状态改变、发热时，有必要考虑其他排除性诊断，如感染（如脑膜炎）、外伤（如颅内出血）、代谢紊乱、肝衰竭、药物过量、胃肠道出血等。这些临床急诊往往更为危急，病死率更高，因此往往需要更积极的处理。

（二）支持性措施

1. 一般护理措施

患者应被安置在较少干扰的安静室内，需要设置良好的光照和环境标识，以减少定向力障碍发生。需要建立严格的监控，预防患者伤及自己或他人。应进行生命体征动态监控，随时监测患者呼吸、血压、脉搏、氧饱和度的变化并及时处理。必要时可采用保护性约束措施，但尽量减少使用，且缩短使用时间。一旦药物镇静作用起效，即应立即解除约束。

2. 静脉补液和营养支持治疗

应及时建立静脉通道，纠正脱水、电解质紊乱等症状，特别是对低血钾症、低血镁症的纠正。必须根据患者之前的进食评估计算患者的容量缺失状况，一般来说，等渗静脉补液可以迅速改善患者的容量不足。必须给予维生素 B_1（至少每日 300mg，肌内注射），建议在静脉补充葡萄糖前进行（静脉补充葡萄糖可加速维生素 B_1 缺乏）。若患者能够进食、叶酸、维生素 B_{12}、复合维生素 B、维生素 C 等均应该继续口服补充。

（三）BZD 治疗

1. BZD 的选择

最常使用的是地西泮、劳拉西泮和奥沙西泮。一般情况下，首选具有活性代谢产物的长效 BZD（如地西泮），因为它们能够更加平稳地缓解戒断症状，较少发生戒断症状反跳或抽搐。短效 BZD（如咪达唑仑、替马西泮、三唑仑）推荐用于可能发生过度镇静的患者，如老年、近期发生头颅外伤、肝功能障碍或其他严重疾病。建议在有严密监控的医疗环境中使用（如 ICU 等）。

2. 给药途径

对于 DT 患者推荐采用静脉给药，这样才能保证药物吸收和快速起效。由于药物吸收的不稳定性，应当避免采用肌内注射的方式。

3. 剂量

BZD 剂量滴定应考虑患者发生 DT 的危险因素和耐受性。地西泮静注的剂量为每 5~10 分钟给予 5~10mg，直至达到适度的镇静作用，劳拉西泮静注的剂量为每 15~20 分钟给予 1~2mg 静脉注射。之后可以每小时给药一次，直到戒断症状控制平稳后可每 4~6 小时给药一次。对于重度戒断症状，部分患者需要大剂量 BZD 静注才能初步控制症状。

（四）抗精神病药物

主要用于控制精神症状，可选用氟哌啶醇注射液，每次 5mg，1~3 次 / 日，肌内注射，并根据病人的反应调整剂量。注意不能使用降低癫痫阈值的药物如氯丙嗪、氯氮平等。

二、难治性震颤谵妄

难治性震颤谵妄一般指需要大剂量 BZD 仍然难以控制的 DT。通常指第一个小时需使用地西泮超过 50mg 或劳拉西泮超过 10mg，或者指最初的 3~4 个小时治疗期间需使用地西泮超过 200mg 或劳拉西泮超过 40mg，但戒断症状仍然难以获得满意的控制。

难治性震颤谵妄可以使用苯巴比妥或丙泊酚治疗。当使用苯巴比妥或异丙酚时，最好进行气管插管和机械通气治疗。苯巴比妥的用量一般为 130~260mg，每 15~20 分钟重复，直到症状得到控制。

三、预防性控制戒断症状

如住院患者有癫痫、震颤谵妄或长时间重度饮酒史，即使没有症状或症状轻微，也可考虑预防性给予地西泮或劳拉西泮等药口服。如果出现进一步的严重症状，则应当按照 DT 进行标准治疗。以地西泮为例，对戒断症状中等程度者，每小时给予 5~10mg 的地西泮口服；戒断症状严重者，通常每 1~2 小时给予地西泮 20mg，直至达到 60~80mg 或患者出现镇静状态；接下来给予固定的减药模式，第二天可给予地西泮 10mg q6h，第三天给予 10mg tid 或 bid，第四天给予 5mg bid。减量的速度应因人而异。

第五节　酒精戒断性癫痫发作的治疗

在慢性酒精滥用或酒精依赖的人群中，癫痫的患病率远高于普通人群。其原因有多方面，其中包括原发性癫痫（在酒精使用障碍开始前就存在）及继发性癫痫。对于后者而言，包括外伤（酒精使用障碍者患有外伤的比例也大大高于普通人群）、肿瘤（包括脑肿瘤及转移肿瘤）、与滥用其他药物相关的、与代谢障碍相关的及与酒精戒断相关的癫痫。在国外，酒精戒断是成年期起病的癫痫中常见的诱因。

酒精戒断性癫痫，往往表现为强直阵挛性发作，通常于末次饮酒后 12~48 小时发生，但也有的个体在末次饮酒后 2 小时左右即发生，此时患者的血液酒精浓度往往比较高。癫痫发作频度不一，多数为单次发作，但也可在一段时间内连续多次发作。若癫痫为连续发作，或为癫痫持续状态，则积极控制症状的同时，应进行相关检查以排除中枢神经系统感染、外伤或肿瘤等其他致病原因。

如前所述，酒精使用障碍患者中的癫痫发作有相当一部分为继发性。这些患者的发作常常为局限性（局部）发作。国外资料显示，酒精相关癫痫中大约有 1/4 为局限性发作，并发现在这些局限性发作的酒精相关癫痫患者中，有 17%~24% 的患者存在脑部病变，包括血肿、肿瘤以及血管异常等。因此，详细的病史询问（包括询问知情者）以及相关的影像检查相当重要。研究发现，如果患者的癫痫发作为局限性发作，则应首先怀疑患者有颅内占位病变（肿瘤或血肿）。

出现癫痫发作应积极治疗。一旦患者出现酒精戒断性癫痫发作，则至少有 1/3 的患者会发展为震颤谵妄。近几十年来，由于临床工作者对相关症状的认识水平的提高，加上积极使用控制酒精戒断综合征的药物（主要是苯二氮䓬类药物），这一比例已降至 5% 左右。

一、酒精戒断性癫痫发作的处理

1. 全面评估病情

凡是首次发生的酒精戒断性癫痫患者，包括自称以前有过癫痫发作，但从未进行过全面检查的患者，均应进行详细、全面的检查。临床医生应通过详细询问病史，有针对性的实验室检查和影像学检查，排除其他可能造成癫痫的原因，如代谢障碍（如低血糖、低血钠等）、中毒、感染以及脑结构异常等。脑电图（electroencephalogram，EEG）是常用的辅助检查，但由于癫痫发作短暂，EEG往往难以捕捉到真正的发作。

对于首次癫痫发作的患者，如果躯体检查及辅助检查均为阴性，患者无进一步癫痫发作，且无明显酒精戒断症状，则可在观察6~8小时后让其出院，然后进行门诊治疗与随访，包括针对饮酒行为的治疗与随访，其间最好要求有家属陪同1~2天。如果患者有局灶神经系统症状，或为首发癫痫、局部性发作、有明确头部外伤史，则应立即进行头部CT检查。如果患者的意识障碍逐渐加重，也应立即考虑进行头部CT检查。

任何曾经有过戒酒性癫痫发作的患者均应视为癫痫发作的高危个体，临床医生应密切观察。与没有癫痫发作史的饮酒者相比，这些患者发生戒酒性癫痫的风险增加10倍以上。

2. 药物治疗

对于酒精戒断性癫痫的治疗，首选苯二氮䓬药物。对于可能发生戒酒性癫痫的患者，要尽早给予苯二氮䓬类药物治疗。在用药前要将治疗的总体方案向患者解释清楚。根据国外的经验，患者戒断症状较重，或有出现酒精戒断性癫痫的风险，可首次给予2mg劳拉西泮或10mg地西泮口服。

如果患者的发作为局限性，且很快清醒，以往又有类似发作，则无需在急诊情况下重复CT或MRI检查。临床上只需对症处理，给予苯二氮䓬类药物以控制酒精戒断症状，并安排门诊随访。

3. 其他对症支持治疗

包括积极控制癫痫发作、一般保护性措施以防止意外损伤、呼吸道处理以防止窒息及吸入性肺炎等。对酒精相关性癫痫发作，除了积极给予苯二氮䓬类药物（如劳拉西泮或地西泮），

临床医生应通过详细询问病史，有针对性的实验室检查和影像学检查，排除其他可能造成癫痫的原因，如代谢障碍（如低血糖、低血钠等）、中毒、感染以及脑结构异常等。

对于酒精戒断性癫痫的治疗，首选苯二氮䓬药物。对于可能发生戒酒性癫痫的患者，要尽早给予苯二氮䓬类药物治疗。

还要积极给予维生素 B_1，补充镁以及其他多种维生素。

如果患者为慢性酒精滥用者，此前有癫痫病史，且目前存在意识障碍，则处理时应谨慎。患者目前可能为癫痫发作后状态，可能为颅脑外伤，也可能由于代谢障碍、药物中毒等。治疗应依具体情况不同而不同。在处理这类患者时，第一步就是要确定是否为低血糖性昏迷或者是否有颅脑损伤（如颅内出血），因为这两者的处理在时间上更为紧迫，及时发现可以大大降低死亡率。

二、癫痫持续状态

癫痫持续状态一般是指癫痫大发作的持续状态，发作期间歇约 5~10 分钟，或重复癫痫发作，但间期神志不恢复，如不及时加以控制，患者的生命将受到严重威胁；可因呼吸障碍继发缺氧；因吸入呕吐物或呼吸道分泌物而产生窒息或肺炎；或因长时期抽搐不止造成电解质紊乱、酸中毒、脱水、循环衰竭等严重并发症，进一步可造成死亡。

在具有酒精相关性癫痫发作的患者中，只有不到 1/10 的患者会出现癫痫持续状态，但有些患者可能以典型持续状态作为首发的临床表现而被送入医院。

在药物方面，首选苯二氮䓬类药物，常用劳拉西泮与地西泮。

在药物方面，首选苯二氮䓬类药物，常用劳拉西泮与地西泮。劳拉西泮首次剂量可按每公斤体重 0.02~0.03mg 静脉推注，并立即评估疗效。如果抽搐没有停止，则继续给药，累计最高剂量可达每公斤体重 0.1mg。如使用地西泮，则可使用每公斤体重 0.2~0.4mg 直接静脉注射，速度不超过 2mg/min，如 10 分钟内发作不止，可根据每公斤体重 0.2mg 继续使用，用药后 1~2 小时又发作时，可按照每公斤体重 0.2mg 再次给药，如未控制发作，则必须考虑给予苯巴比妥治疗。

癫痫持续状态的护理原则与单次惊厥发作相似，强调一般性防护、气道的管理等。癫痫持续状态的患者往往需要给予鼻导管吸氧，发绀明显者可选用头罩吸氧，有条件者可做血气分析，根据血氧饱和度（PaO_2）的结果，调节吸入氧气的浓度。

第六节　韦尼克脑病的治疗

韦尼克脑病（Wernicke encephalopathy，WE）的主要症状为眼肌麻痹、眼震、共济失调及意识障碍。患者常（但并非全部）伴发周围神经病。近年来，典型的韦尼克脑病已日益少见，多数患者的眼肌麻痹及意识障碍经补充维生素治疗可很快恢复。

韦尼克脑病（Wernicke encephalopathy，WE）的主要症状为眼肌麻痹、眼震、共济失调及意识障碍。

韦尼克脑病属于临床急诊范畴，尸检发现 80% 的韦尼克脑病患者在生前未得到诊断，或被误诊。因此一旦怀疑是韦尼克脑病，则应立即进行救治。

一般认为，如果患者有明确的酒精滥用史，且符合图 5-1 几点中的两点者，即应高度怀疑韦尼克脑病，并积极治疗。

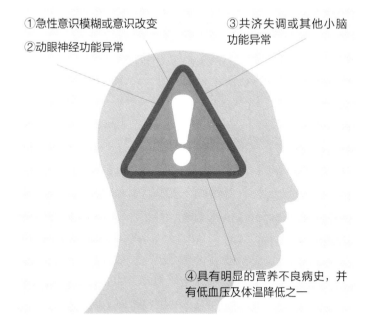

①急性意识模糊或意识改变

②动眼神经功能异常

③共济失调或其他小脑功能异常

④具有明显的营养不良病史，并有低血压及体温降低之一

图 5-1 韦尼克脑病的临床表现

在具体治疗方面，及时、允分的维生素 B_1 补充治疗是最重要的方面，治疗应与诊断性检查同时进行。除补充维生素 B_1 外，其一般的支持性措施与震颤谵妄相似，不再赘述。

在具体治疗方面，及时、充分的维生素 B_1 补充治疗是最重要的方面，治疗应与诊断性检查同时进行。

目前对应用维生素 B_1 的最佳剂量、剂型、治疗时间或日用量仍无一致定论。目前美国推荐的治疗方案是：对那些怀疑为韦尼克脑病的患者，推荐至少给予 100~200mg 维生素 B_1 连续肌内注射 5 天。另一项在欧洲进行的研究显示，肌内注射维生素 B_1 注射液 200mg，连续两日，其疗效优于所有其他低剂量组。而这也是欧洲神经学会联合会推荐的方案。此外，还有人认为酒精滥用患者的维生素 B_1 用量较非饮酒人群高，推荐用 500mg，每日 3 次口服或肌内注射治疗，但目前尚无证据证明超过推荐剂量有明确的疗效。

治疗过程中需注意：①由于葡萄糖注射液能促发或使韦尼克脑病加重，因此在进行葡萄糖输液治疗前，务必首先给予维生素 B_1 治疗；②酒精滥用患者及营养不良的患者的胃肠道对维生素 B_1 的吸收不稳定，口服维生素 B_1 治疗疗效较差，因此尽可能选用其他途径使用维生素 B_1；③补充维生素 B_1 的同时应注意镁及其他维生素的补充。

肌内注射维生素 B_1 安全、简便、有效，但是肌内注射足量的维生素时可能会出现局部疼痛。

第七节 酒精依赖共患其他精神障碍的治疗

当酒精依赖患者共患焦虑、抑郁及精神病性障碍时，除了针对酒精依赖的药物治疗之外，常常需要合并使用其他的精神科药物，以达到更好的疗效。

一、共患焦虑的治疗

经典的抗焦虑和抗抑郁药物治疗可减少患者的焦虑抑郁情绪。然而，对共患精神障碍的治疗对酒精使用的效果有限。比如，5-羟色胺再摄取抑制剂（selective serotonin reuptake inhibitors，SSRIs）、5-羟色胺与去甲肾上腺素再摄取抑制剂（serotonin and norepinephrine reuptake inhibitors，SNRIs）能够减轻患者共患的焦虑症状。但目前没有证据表明其能够在较长疗程中减少患者的酒精摄入量。

地西泮虽是有效的抗焦虑药物，可用于酒精戒断症状的治疗，但应注意避免在有较高依赖风险患者作为抗焦虑药物使用。

新型抗焦虑药物丁螺环酮与心理社会治疗联用的疗效优于安慰剂。它可有效缓解焦虑，延长操守时间，且在 6 个月后的随访中饮酒次数明显减少。但许多临床医生发现丁螺环酮起效较慢。

二、共患抑郁的治疗

虽然抗抑郁药对共患抑郁的酒精依赖患者同样有效，但一般不提倡单独使用抗抑郁药。酒精依赖患者的依从性常常较差，应强调心理社会治疗及一体化治疗。

抗抑郁药虽然可以有效缓解抑郁症状，但如果不合并心理治疗，对酒精依赖本身作用不大。SSRIs 类抗抑郁药可以有效缓解患者的抑郁症状，对能否减少酒精使用尚无定论。因此，除了使用 SSRIs 等抗抑郁药外，还应考虑针对酒精依赖的治疗，包括针对性的药物治疗。

当酒精依赖患者共患焦虑、抑郁及精神病性障碍时，除了针对酒精依赖的药物治疗之外，常常需要合并使用其他的精神科药物，以达到更好的疗效。

抗抑郁药的选用及注意事项包括：①根据症状特点及抗抑郁药物作用特点选择药物。如患者以失眠或激惹症状为主，应选用镇静作用较强的药物（如米氮平、帕罗西汀、曲唑酮等），可能起效较快；以精神运动性抑制为主的患者，应选用镇静作用较小的药物（如氟西汀）；对原有躯体疾病较多，应选用药物相互作用较少，不良反应较少的药物（如艾司西酞普兰）；有严重自杀倾向的患者应使用安全性较高的药物（避免使用三环类抗抑郁药）。②充分考虑安全性及耐受性，选择不良反应轻，而且服用方便的药物，以增强患者对药物的耐受性及依从性。③首选一线抗抑郁药物（SSRIs 或 SNRIs 等）。如治疗无效，可考虑换药，一般考虑换用作用机制不同的另一类药物。④剂量逐渐增加，尽可能使用最小剂量，使不良反应最小。⑤尽可能单一用药，应足量、足疗程治疗。若单一药物治疗无效，可将两种作用机制不同的抗抑郁药联用。⑥根据既往治疗情况和患者特点用药。如之前某治疗药物有效，停药复发后再次治疗，则此药应作为首选。

三、共患精神病性障碍的治疗

非典型抗精神病药物通常作为共患精神病性障碍的一线药物。循证研究表明，在共患精神病性障碍的酒精依赖患者的药物治疗中加用抗精神病药物，效果肯定。对重度酒精依赖患者应谨慎使用抗精神病药物。这种情况下，建议患者住院治疗。

四、多药滥用的治疗

在处理多药滥用患者酒精依赖戒断症状时，首要任务是确定 BZD 的使用剂量。临床医生应当详细回顾既往治疗史。注意症状的重叠出现会增加戒断症状观察和评估的复杂性。

应注意观察不同药物戒断症状出现的顺序。处置多药滥用患者时，治疗原则是优先处理可能造成严重戒断问题的物质（如酒精、苯二氮䓬类）。中度到重度的酒精戒断症状通常认为可能危及生命，需及时处理。当然其他物质的戒断反应也应及时监测并加以治疗，但应有优先顺序。比如，在使用替代疗法（如使用美沙酮、丁丙诺啡治疗阿片类物质依赖，尼古丁治疗烟草依赖等）之前，应积极控制酒精戒断症状。

第八节 预防酒精依赖复发的药物治疗

酒精依赖患者的复发是治疗康复领域的重点，也是难点，其措施包括心理社会干预与药物治疗。目前已有若干种药物在美国、欧洲等地批准使用。现有证据显示，这些药物均具有肯定的预防复发作用。

一、酒精增敏药物——戒酒硫

戒酒硫（disulfiram）又称双硫醒、酒畏等，是 20 世纪90 年代以前戒酒的主要药物。该药最初被用作橡胶工业上的防氧化剂，后经临床试验被用作杀蠕虫药，发现接受戒酒硫的治疗者一旦饮用乙醇性饮料，会出现各种不适症状。之后又经多次临床验证，终于确定了戒酒硫在辅助戒酒方面的地位。

1. 作用机制

当戒酒硫进入人体后，通过阻断两个重要的酶系统而发生作用。其主要作用发生在肝脏内，可抑制醛脱氢酶的活性，阻止乙醛变为乙酸，使体内乙醛蓄积，血中乙醛浓度升高5~10 倍，从而引起一系列较为典型的症状与体征，称为乙醇 – 戒酒硫反应。常见为：面部潮红、胸闷、疼痛、头痛、出汗、恶心、呕吐、体位性低血压、眩晕、口渴等。严重者可出现意识模糊、抽搐甚至死亡。上述反应一般于饮酒后 15~20 分钟出现，持续约 0.5~1 小时。此表现在大多数人身上呈自限性，无需处理。戒酒硫的另一作用实际上是通过其代谢产物二乙基二硫基氨基甲酸酯阻断多巴胺 β – 羟化酶而产生，使脑中多巴胺浓度增高。

服用此药期间，一旦饮酒（或其他含乙醇的饮料）即出现特征性的乙醇 – 戒酒硫反应，反复人为地诱发此种反应，可有助于建立对酒的条件性厌恶反射，使嗜酒者对酒望而却步。

2. 用法与剂量

通常使用每日剂量为 250mg 口服，一般在晚上服用，使用

酒精依赖患者的复发是治疗康复领域的重点，也是难点，其措施包括心理社会干预与药物治疗。目前已有若干种药物在美国、欧洲等地批准使用。现有证据显示，这些药物均具有肯定的预防复发作用。

戒酒硫（disulfiram）又称双硫醒、酒畏等，是 20 世纪 90 年代以前戒酒的主要药物。

初次剂量后 12 小时即可产生药效。药物自体内排出缓慢，故应警告病人使用此药期间，甚至在停止使用戒酒硫后 1~2 周内，若再饮酒即可出现上述的反应。戒酒硫适用于成年无精神病史且自觉戒酒者，更适应于脱瘾后进入专门康复项目之前的一项措施。连续使用戒酒硫在 3~6 左右。时间过长，体内蓄积易出现严重副作用。治疗期间严禁饮酒，也不能使用含酒的调味品或化妆品，以防止乙醇 – 戒酒硫反应。

3. 不良反应

一般说来，使用戒酒硫后最常出现的反应为精神萎靡、口中有金属或大蒜样气味、头痛与疲乏感。少数可产生精神异常，多为脑脊液中多巴胺 β – 羟化酶低者，或每日使用戒酒硫超过 500mg，或既往有重度精神病史者。

戒酒硫的常见反应为：焦虑与濒死感、视物不佳、呼吸窘迫、面部及颈部赤红、头痛、血压升高或下降、恶心与呕吐、姿势性晕厥、出汗、心动过速、口渴、眩晕。严重反应为：昏迷、休克、惊厥、心电图改变（T 波扁平、ST 段下降、QT 延长）。

临床应用初期，一般在服用戒酒硫之后，每隔一天让患者饮用适当量的酒，人为地使之出现乙醇 – 戒酒硫反应，但现在西方国家已很少延用这一作法，而只把它用作一种"保险措施"。

4. 效果评价

戒酒硫对如下患者的效果较好：①年龄偏大者；②有强烈戒酒愿望者；③一些发作性狂饮者。

戒酒硫进入临床应用已经 40 余年，但是对其效果有不同的评价。早期研究指出，与服用安慰剂的对照组相比，服用戒酒硫组在 3~6 个月时的戒断率较高，到戒酒后 12 个月时，两组的戒断率（分别为 12% 和 23%）差异已不显著。此后的一项多中心研究则认为，虽然戒酒硫组与对照组最终的戒断率无显著差异，但戒酒硫组饮酒的总天数较对照组少。研究发现，戒酒硫对如下患者的效果较好：①年龄偏大者；②有强烈戒酒愿望者；③一些发作性狂饮者。

虽然戒酒硫在国内从未上市，但这一名称为不少人所熟悉，这主要由于服用某些药物（尤其是一些抗生素类药物）的患者，一旦饮酒可以引起戒酒硫样反应。

二、阿片受体拮抗剂——纳曲酮片剂及注射制剂

1. 作用机制

纳曲酮于 1994 年经美国 FDA 批准，用于预防酒精依赖的复发。研究发现，纳曲酮对酒精依赖的疗效，主要是通过阻断大脑中的阿片受体起作用。它可阻断吗啡、海洛因和其他阿片类药物的作用。

到底哪些患者适合纳曲酮治疗，目前缺乏统一的标准。一些证据表明，渴求感强烈，以及依从性良好往往提示效果较好。此外，有些患者目前虽然仍然饮酒，只要躯体状况稳定，仍可进行纳曲酮治疗，同样可获得较好的疗效。纳曲酮的疗效主要体现在降低重度饮酒及问题饮酒的频率，而不是体现在彻底戒除。需注意的是，目前滥用阿片类药物或需要阿片类止痛药物者，不适合纳曲酮治疗。纳曲酮对孕妇的安全性目前缺乏研究。同样，本药在青少年人群中的疗效及安全性也缺乏研究。最后，一些证据显示，共患严重抑郁或严重酒精依赖的患者疗效不佳。

2. 用法与剂量

在用量方面，一般起始剂量为每日 25~50mg，单次口服给药。对可能出现副作用的人群，可以再稍微降低起始剂量，并缓慢增加治疗量（50mg/d）。

3. 不良反应

纳曲酮不具有成瘾性，且不会发生耐受。此外，总体而言，纳曲酮的副作用比较轻微，且多数副作用会在开始后逐渐减轻。大剂量纳曲酮（日剂量达到 300mg 时）可引起肝细胞损害，但其发生率很低。除肝脏损害外，不良反应发生率在 10% 以上的反应有：睡眠困难、焦虑、易激惹、腹痛、恶心 / 呕吐、关节肌肉痛、头痛，以及嗜睡等。不良反应发生率在 10% 以下的有：食欲减退、腹泻、便秘、头晕、皮疹，及口渴等。

4. 疗效评价

20 世纪 90 年代中期，一项针对纳曲酮巩固治疗戒酒的双盲研究发现，服用纳曲酮（50mg/d）的研究组自评的渴求程度较对照组轻，总饮酒天数较少，研究组复发率是 23%，而对照组为 54%。纳曲酮治疗的另一好处是由于治疗期间病人饮酒

纳曲酮于 1994 年经美国 FDA 批准，用于预防酒精依赖的复发。

到底哪些患者适合纳曲酮治疗，目前缺乏统一的标准。一些证据表明，渴求感强烈，以及依从性良好往往提示效果较好。

明显减少，肝脏功能得到恢复，病人的转氨酶水平显著降低。比如，美国最大型的一项多中心研究——COMBINE 研究，样本量涉及 1383 例，观察期为 16 周，调查了药物（纳曲酮及阿坎酸）、行为干预以及二者的联合使用。结果发现纳曲酮组疗效明显。研究发现纳曲酮的机制为：可对抗酒精的兴奋、强化作用，增强其抑制作用；同时可降低环境诱发的渴求感，降低饮酒的摄入量。

为了增强患者对药物的依从性，美国 FDA 于 2006 年批准了每月一次的纳曲酮长效注射剂肌内注射制剂。现有证据表明，当与激励性会谈法相结合，长效制剂可显著提高疗效，延长操守时间。

迄今为止，国内也已发表两项以安慰剂对照的研究。第一项研究在门诊进行，发现与安慰剂相比，在治疗后 2 周、4 周及 8 周，纳曲酮（30mg/d）组不仅平均渴求分数低，而且操守率较高。另一项研究报道，在治疗的前 4 周内，纳曲酮组的酒精消耗、心理渴求、呼吸酒精浓度等方面较安慰剂组并无差异，在治疗的第 6 周及以后，纳曲酮组的酒精消耗量较安慰剂组显著减少，纳曲酮治疗组的呼气酒精浓度在治疗的第 4 周后开始低于安慰剂组，可视渴求量表显示在治疗的第 6、10、12 周时，纳曲酮组的饮酒渴求度显著低于安慰剂组，提示纳曲酮的作用可能需要有一个潜在作用时期，这一时期约为 4~6 周。本研究结果表明，纳曲酮组治疗有效率为 87.5%。他们认为，纳曲酮能有效地降低酒精依赖患者的心理渴求、酒精消耗，以及复饮的风险。

三、阿片受体拮抗剂——纳美芬

纳美芬（nalmefene，商品名为 Selincro）为新型阿片受体拮抗剂，也已在一些欧盟国家批准用于酒精依赖的治疗。纳美芬的化学结构与纳曲酮相似，但与之相比具有若干特点，包括中枢神经系统的结合率更高，生物利用度更大，且没有剂量依赖性的肝脏毒性。初步研究显示，此药的作用机制可能与纳曲酮略有不同，且疗效可能也略胜于纳曲酮。目前已有若干关于纳美芬对酒精依赖疗效的随机对照研究，发现接受纳美芬治疗的酒精依赖患者，6 个月后严重酒精滥用天数及酒精消费总

纳美芬的化学结构与纳曲酮相似，但与之相比具有若干特点，包括中枢神经系统的结合率更高，生物利用度更大，且没有剂量依赖性的肝脏毒性。

量均显著降低。

纳美芬的制剂包括口服片剂以及注射液。注射液一般为静滴，也可静推、肌内注射或皮下注射，一般用于逆转术后阿片类物质抑制，或用于已知或怀疑阿片样物质过量。

用于酒精依赖的临床试验中使用的是纳美芬片剂。剂量为每日口服 20~80mg。现有研究提示，低剂量组的疗效与高剂量组相似，但低剂量组的耐受性较好。

国外生产的 Selincro 每片包含纳美芬 18mg，推荐剂量为每日 1 片。推荐在有饮酒渴求前服用该药，或开始饮酒前 1~2 小时内服药。要求将药片整片吞服，不可嚼碎。本药对食物无特殊要求，可以单服或与药物同服。

常见的不良反应包括恶心、头晕、失眠、头痛、食欲减退、不安、心悸、多汗、肌肉抽动及性功能下降等。

四、GABA 受体激动剂——阿坎酸

1. 作用机制

阿坎酸（acamprosate）在结构上与 GABA 相似，是 GABA 受体激动剂，同时对 NMDA 受体具有抑制作用。现已有许多研究认为，此药对治疗酒精依赖有效。本药首先于 20 世纪 90 年代中期被欧洲批准，后于 2004 年被美国 FDA 批准用于临床。

2. 用法与剂量

一般主张在停止饮酒 3~7 天后开始给药，以保证患者已度过急性戒断期。但也有人认为可以在急性戒断期就开始给药，且这样并不影响疗效。

临床用药为阿坎酸钙，其常规用量为每日 3 次，每次 2 片（每片 333mg）。因其主要以原形从肾脏排泄，故老年人和肾功能不良病人应适当减少用量。阿坎酸不通过肝脏代谢。轻度至中度肝功能损伤病人的药动学特点不变，这类病人无需调整剂量。

目前推荐的治疗时间为 3~6 个月。部分患者可能需要维持较长时间，此时应根据患者的具体情况而定。

3. 不良反应

阿坎酸钙最主要的不良反应为腹泻，其他还包括厌食、胀气、

> *阿坎酸（acamprosate）在结构上与 GABA 相似，是 GABA 受体激动剂，同时对 NMDA 受体具有抑制作用。现已有许多研究认为，此药对治疗酒精依赖有效。*

恶心等消化系统，以及包括焦虑、口干、疼痛、皮肤瘙痒等神经系统的不良反应。阿坎酸钙的禁忌证包括对本药过敏者及严重肾脏损害者（肌酐清除率 ≤ 30ml/min）。

4. 效果评价

最近一篇 Cochrane 文库的文献对 24 项已发表的临床研究进行综述（总样本量为 6915 人），发现与安慰剂相比，阿坎酸可显著降低饮酒风险，且可增加患者累计操守的时间；此外，阿坎酸并不能显著降低豪饮。研究结论为阿坎酸使用安全，可有效维持戒酒后的操守。

在临床使用方面，阿坎酸也同样可用于虽然继续饮酒，但躯体情况稳定且愿意遵医嘱服药的患者。就疗效而言，阿坎酸主要体现为增加戒除的比例，但在减少重度饮酒方面疗效一般。

在临床使用方面，阿坎酸也同样可用于虽然继续饮酒，但躯体情况稳定且愿意遵医嘱服药的患者。就疗效而言，阿坎酸主要体现为增加戒除的比例，但在减少重度饮酒方面疗效一般。

五、托吡酯

托吡酯（topiramate）是一种抗惊厥药，可增加 GABA 介导的神经元活性，同时可拮抗 AMPA 以及红藻氨酸（kainate）谷氨酸受体，导致伏隔核多巴胺释放减少。此外，托吡酯可作为调节介质，影响离子通道功能，限制 L 型钙通道，从而抑制依赖于电压的钠通道活性，促进钾通道，从而控制神经元的活性过度增加，缓解焦虑以及其他戒断症状。初期研究发现，服用托吡酯的酒精依赖患者每日饮酒显著减少，且保持操守的天数显著增加。此外，托吡酯可减少患者强迫性饮酒的念头，降低无法自控的自动性饮酒。

托吡酯的起始剂量为每日 50mg，一周后增加为每日 100mg，分 2 次服用。此后一周增加一次剂量，每次增量 50mg，最高剂量可达 200~300mg（一般不宜超过 400mg），分 2 次服用。肾功能不全时肌酐清除率低于 70ml/min 者，剂量应为常规剂量的一半。托吡酯的常见不良反应包括头晕、疲劳、视觉模糊、共济失调、注意力受损、感觉异常和嗜睡等。

六、药物联合使用问题

由于上述不同药物的机制不同，因此有人开始尝试对不同药物进行联合使用，以增加疗效。其中以纳曲酮及阿坎酸钙的联合使用较受重视。目前这方面的证据不仅有限，且结果并不一致。但多数证据显示，二者联合使用比较安全。此外，若患者原本服用阿坎酸钙，则加上纳曲酮似乎可增加疗效，但如果患者原本服用纳曲酮，加用阿坎酸钙似乎并不增加疗效。

七、临床用药应注意的问题

酒精依赖复发的风险在治疗后 6~12 个月内最高，随后则逐步降低。因此，一般建议至少应让患者服药 3 个月。尽管治疗的最佳疗程目前还未定论，但如果患者在起初的 3 个月内疗效不错，依从性良好，较合理的做法是建议患者继续服药至少 1 年。如需要停药，最好也应密切观察，必要时可让患者重新服药。

如果患者对某一药物疗效不佳或无法耐受，可考虑另一药物。但关于换药后的疗效如何以及换药的次序，目前尚缺乏足够的研究支持。

现已有多种药物可用于酒精依赖的治疗。这些药物虽然均归类为酒精依赖的防复发药物，但其用于临床的时间长短不一，且有的尚未获得批准。此外，现有证据提示它们所针对的靶标并不相同，且对不同患者的疗效也不相同。比如，有分析认为，阿坎酸似乎对保持操守（戒断）更有效，而纳曲酮可显著减少饮酒量及豪饮的发作次数。这提示两点：①酒精依赖可能存在不同的临床亚型；②还需要进行深入的研究，以发现每一药物的最佳适应人群。我国的此类研究寥寥无几，需要进行更多的工作以获得中国人群的数据。

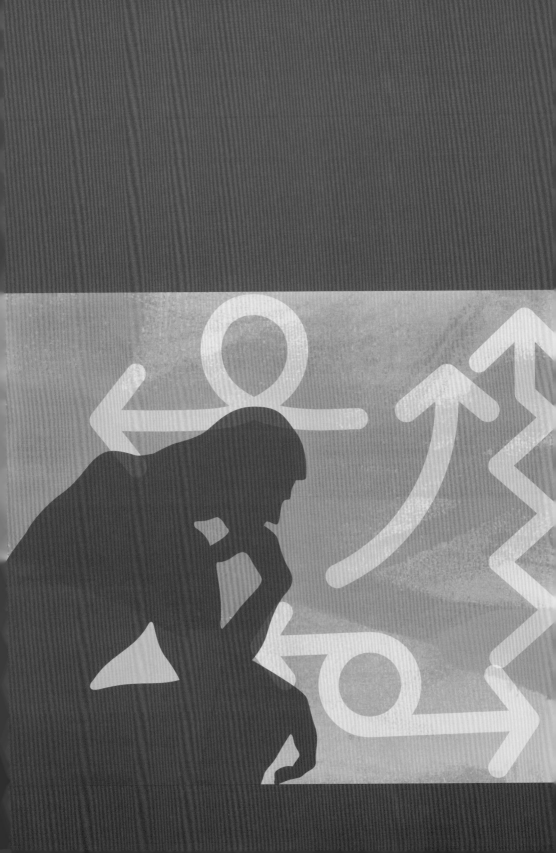

第六章　心理社会干预

第一节　概述

酒精相关障碍是一种非常复杂的疾病。酒精滥用、酒精依赖与个体遗传易感性、心理及社会环境因素密切相关。酒精滥用后会出现一系列的躯体、心理行为及家庭社会问题。酒精相关障碍呈慢性复发性病程，其治疗是一个长期的过程，需采取医学、心理社会综合干预来治疗酒精滥用导致的一系列问题，帮助患者改变酒精滥用行为，保持长期操守，促进患者躯体心理社会功能全面康复。第五章介绍了酒精使用相关障碍的药物治疗，药物治疗主要针对患者的医学问题，而针对患者的心理社会问题，则需要社会心理干预，本章主要介绍酒精相关障碍的社会心理干预方法。

社会心理干预包括一系列非药物的干预方法，这些干预方法主要是针对影响患者酒精或其他成瘾物质滥用的心理社会因素，包括对个体心理行为及家庭社会环境两个方面的干预。对个体的心理行为干预主要是针对患者的认知、情绪或行为等方面的问题，而对社会的干预主要针对家庭、社区或文化等方面的问题，这两个方面的干预应该相互结合。心理社会干预多源于社会学习理论，有效的社会心理干预能激发患者治疗动机，动员各种资源来影响与患者饮酒相关的认知、行为及社会环境，以降低饮酒相关问题。

治疗早期主要以增加治疗动机、提高患者自信心与自我效能为主；治疗中后期主要是矫正酒精依赖导致的各种心理社会问题，帮助患者学习各种心理社会技能、建立健康的生活方式及预防复发。

一、心理社会干预的基本目标

酒精相关障碍与其他药物依赖的治疗类似，是一个较长时期的治疗过程，即通过利用各种条件，纠正其心理行为障碍，改变不良生活方式，使之最终摆脱酒精依赖，适应社会生活，而不是简单地打破患者与酒精的联系。因酒精依赖者长期使用酒精，可出现情感、思维和生活模式的改变，包括饮酒相关的态度、信念、价值观和行为等，因此治疗不仅仅要关注患者的饮酒行为，还要关注他作为社会成员的各方面的改变。这些目标都需要通过心理社会干预来实现，心理社会干预的目标根据患者所处的不同治疗阶段而有不同的侧重点：治疗早期主要以增加治疗动机、提高患者自信心与自我效能为主；治疗中后期主要是矫正酒精依赖导致的各种心理社会问题，帮助患者学习各种心理社会技能、建立健康的生活方式及预防复发。

（一）激发患者的治疗动机

患者内在动机的激发是改变酒精滥用行为的关键。因此治疗的首要目标就是帮助患者认识到酒精滥用对自己生活造成的影响，治疗将给自己生活带来的积极意义，帮助其解决对改变自己的矛盾心理，激发患者治疗的动机而接受治疗。

（二）提高患者的自信心与自我效能

患者因酒精滥用行为给自己的生活、家庭与工作带来了许多影响与危害，加之家庭及社会对自己的歧视，对改变自己缺乏自信心，缺乏自我效能而陷于酒精滥用中难以自拔。治疗者要对患者的治疗表示乐观，灌输希望，帮助患者提高自信心，相信自己有能力改变，才有可能帮助患者改变酒精滥用行为，走向康复之路。

（三）提高治疗的依从性

对任何疾病的治疗，都需要患者遵从医生的建议完成各种治疗程序。如第五章所介绍对酒精相关问题的药物治疗，需要患者按照医师的治疗方案定时定量服药，否则就达不到治疗的目的。心理行为治疗通过帮助患者改变对药物治疗的态度与认知，以及如何应对药物治疗过程中出现的种种问题，从而提高治疗的依从性及治疗效果。

（四）心理行为矫正，提高心理应对技能

酒精依赖者因长期酒精滥用出现一系列心理行为问题，这是依赖后的"症状"表现之一，如情绪不稳、悲观、自卑、冲动易怒等，应采取相应的心理行为治疗对这些问题进行矫正，为患者康复创造有利条件。许多患者因缺乏应对挫折与压力、自我情绪调节、作决策与解决问题、自我认识等方面的心理技能而滥用酒精，治疗后又因缺乏这些心理应对技能

而复饮，因此应对患者进行心理应对技能训练，提高对酒精的抵抗能力。

（五）预防复饮

酒精使用障碍者治疗后有许多因素都可能导致复饮，心理社会干预的一个主要目标就是针对复饮的心理社会因素进行相应的干预，降低复饮的可能性，本章在后面的内容中将重点介绍预防复饮的治疗方法。

（六）改善家庭关系

酒精依赖严重影响家庭关系，家庭成员因曾受到患者的伤害而对其失去信心和信任，家庭成员之间缺乏交流与沟通，经常会发生矛盾，这些都不利于患者康复，而积极的家庭支持对患者康复非常重要。需要帮助患者制订具体可行的计划，帮助他们改善家庭关系，争取家庭成员的支持来保持戒断状态。

（七）建立社会支持系统

调整酒精依赖者的生活环境，动员家庭和社会力量积极参与康复计划，建立社会支持网络，使酒精依赖者具有相对良好的康复环境及氛围。个案管理、家庭干预、自助与互助及后继服务等就是通过提供社会支持而帮助患者康复。

二、心理社会干预的基本原则

心理社会干预一般由受过专业训练的心理咨询或心理治疗师、社会工作者、康复工作人员、护士等专业人员实施，进行心理社会干预时应遵循一些基本原则及方法。

（一）基本原则

1. 基本态度

酒精依赖是一种慢性复发性脑疾病，心理社会干预专业人员应采取共情的态度，理解与接纳患者，不能表现出厌恶或者鄙视的态度，在治疗过程中应保持中立、非评判性态度。另外一个基本的态度是对患者的改变要表示乐观态度，相信患者是可以改变的，帮助其建立戒酒的信心，在治疗过程中需要有耐心。

心理社会干预一般由受过专业训练的心理咨询或心理治疗师、社会工作者、康复工作人员、护士等专业人员实施，进行心理社会干预时应遵循一些基本原则及方法。

2. 基本角色

心理社会干预提供者的角色非常具有挑战性，采取不同的心理社会干预方法可能扮演不同的角色，有教育者、激发者、建议者、指导者、面质者等。但一般认为行为改变的主体是患者本人，治疗者与患者是合作关系，主要任务是激发、指导、支持、教育患者并鼓励患者坚持治疗，应尊重患者自己的选择权利，激发其内在的改变动机，灌输希望，提高自我效能，学习预防复饮的心理行为技能。治疗者采用以就诊者为中心的模式，与患者共同商讨制订治疗目标，而不是给其规定治疗目标；强调患者在改变中应负主要责任。

3. 建立良好的治疗关系

良好的治疗关系在心理社会干预中起着非常关键的作用。酒精依赖者需要感到被理解，或者有人支持他。因此如何取得患者的信任，让患者觉得你可以帮助他、支持他，建立良好的治疗关系是实施心理社会干预的第一步。后期的治疗效果是通过良好的治疗关系而起作用。

4. 采取综合措施

心理社会干预包括许多方法与形式，从不同的角度来帮助患者解决酒精依赖相关问题。酒精依赖患者多存在各种不同的问题，因此应根据患者的个体需求采用综合措施来帮助患者，以取得最佳的效果。

（二）心理社会干预的基本技巧

不论采用何种心理社会干预，都会使用下列心理行为干预的一些基本技巧，包括倾听、共情、提问与澄清、鼓励和重复、简述或反馈、指导、解释、重构、总结、面质等去实现一定的治疗目标。这些基本技巧也可应用于其他疾病的心理社会干预。

三、心理社会干预的主要方法

针对酒精依赖的心理社会原因、酒精依赖后的心理行为表现、复饮的原因及影响酒精依赖者康复的心理社会因素，发展了许多针对酒精依赖者的心理社会干预的方法与策略，从不同的角度与层面来帮助矫正依赖者的心理社会问题，提供支持性

从不同的角度与层面来帮助矫正依赖者的心理社会问题，提供支持性社会环境帮助患者康复。主要包括针对患者个体层面的心理行为治疗及针对社会方面的家庭社会干预。

社会环境帮助患者康复。主要包括针对患者个体层面的心理行为治疗及针对社会方面的家庭社会干预。

（一）心理社会干预的种类

心理行为治疗根据不同的理论基础可分为动机强化治疗、认知行为治疗、预防复发治疗、家庭治疗、多模式综合治疗等，这些心理行为治疗可以个体或团体的形式来进行。社会干预包括自助与互助集体及后续服务等，这些干预方法可单独或联合应用于不同的治疗形式与治疗场景中，是各种酒精使用相关障碍治疗的重要环节。推荐针对患者的治疗需求，综合使用各种心理社会干预，以获得最佳治疗效果，最大可能促进患者康复。上述这些心理社会干预中，目前研究显示，动机强化治疗、认知行为治疗、预防复发治疗及家庭治疗是最具有循证基础的心理行为治疗方法，本章后几节内容将重点介绍。

（二）心理社会干预方法的选择

根据患者的具体情况可选择不同的心理社会干预方法，如在治疗早期以动机强化治疗为主，主要目的是建立良好的治疗关系，增加患者的治疗依从性；治疗中后期以认知行为治疗为主。不同阶段可采用不同的治疗方法，回归社会后则以社会干预为主，为患者提供良好的社会支持环境，帮助患者建立健康生活方式、保持操守。根据患者酒精相关问题的严重程度，心理社会干预的强度也会不同，如对于尚无酒精依赖的患者可采用简短干预，而对于酒精依赖及其他相关危害的患者，则需要更强化的心理行为干预来促进患者康复、预防复发。

第二节　动机强化治疗

动机强化治疗是采用一定的治疗策略，强化患者做出以改变自己物质滥用行为的动机为目标的治疗方式，主要是帮助患者认识目前存在的或潜在的问题。动机强化疗法适用于那些不愿意改变自己，或对是否改变自己处于犹豫不决或矛盾状态的患者。在物质依赖治疗中应用非常广泛，许多研究证实其是一种有效的心理治疗技术，可以单独作为一种治疗方法或者与其他心理行为治疗联合使用。

一、动机强化治疗的理论基础

动机强化治疗认为：物质依赖者的戒断内在动机是发生改变的真正动力与关键因素。酒精依赖者的治疗动机不是指其内在拥有的、固定不变的特征，而是表现在患者的态度、认知、情绪及行为的改变过程中。酒精使用障碍患者对治疗的矛盾心理非常常见。治疗动机受内在因素如个人的知识、态度，及外在因素如环境、家庭、治疗等因素的影响。因此，治疗者可采用一定的治疗策略来影响这些因素而激发患者改变的动机，从而促发其改变。动机强化治疗者主要扮演激发者的角色，有时兼做教育者和合作者的角色，其目的是应用一定的心理治疗技术来激发药物依赖者自身的改变动机，然后制订计划，采取行动改变的过程，就像一个向导带领酒精依赖者康复的过程。

（一）改变阶段理论

动机强化治疗主要是基于美国心理学家 DiClemente 博士提出的改变阶段理论而发展的心理治疗技术，改变阶段理论认为包括酒精在内的物质依赖的康复是一个长期的过程，需经历不同的阶段。根据酒精依赖者的内在动机，将康复过程分为以下六个阶段。

动机强化治疗是采用一定的治疗策略，强化患者做出以改变自己物质滥用行为的动机为目标的治疗方式，主要是帮助患者认识目前存在的或潜在的问题。

动机强化治疗主要是基于美国心理学家 DiClemente 博士提出的改变阶段理论而发展的心理治疗技术，改变阶段理论认为包括酒精在内的物质依赖的康复是一个长期的过程，需经历不同的阶段。

1. 沉思前期（pre-contemplation）

或者翻译为思考期、不考虑改变阶段。在酒精依赖早期，患者还未认识酒精依赖的危害，不认为自己有问题，而无改变自己的酒精依赖行为的打算。在酒精依赖后期，有的患者经历了多次治疗失败，不相信自己有能力康复而不愿意改变自己的酒精滥用行为也属于沉思前期。

2. 沉思期（contemplation）

或译成考虑改变期。当酒精依赖的后果越来越明显时，认为自己可能有问题，对是否需要改变处于矛盾状态，考虑是否改变，权衡改变的得失。

3. 准备期（preparation）

酒精依赖者经过反复思考，认为自己的行为给自己带来了许多问题，必须采取行动改变自己，开始准备改变，如有具体的行动计划。

4. 行动期（action）

患者做好改变的准备后，采取行动来改变自己的酒精依赖行为，如求助于专业机构及专业人员进行治疗，或者自己采取其他方法减少或停止酒精使用行为。

5. 保持期（maintenance）

患者经过努力，采取一系列行动改变了酒精滥用行为，如经过药物治疗停止了饮酒，这时如何保持已发生的改变是治疗成功的关键，也是对患者康复的最大挑战。

6. 复发（relapse）

患者在保持期虽然经过种种努力，但因为各种原因又开始饮酒的行为，又再次回到酒精依赖状态。

每位患者所经历的康复阶段及处于某个阶段的时间长短均不同，并可多次循环经历这些阶段。所处的阶段及时间与药物依赖者心理、生理、家庭、社会等多种因素及治疗模式有关。酒精依赖的复发率较高，大多数患者可能要经过多次循环才能最终成功保持戒断状态。酒精依赖的康复过程是一个螺旋式上升的过程，过程中可能会经过多次反复与倒退，患者从中不断总结经验、吸取教训，直至最后戒酒成功。

（二）促进改变的策略

在物质依赖康复的过程中，治疗者可采取许多策略来影响患者改变自己的态度、认知、情绪及行为，帮助患者顺利度过上述几个康复的阶段，最终走向康复。改变一般发生在认知与行为两个层面。认知改变主要促进患者的内在态度与认知的改变，是改变发生的前提，而行为改变则主要侧重于患者的行为和行动，在改变过程中更为重要。

治疗师可通过许多策略来促进物质依赖者改变自己的认识与行为过程，这些策略包括：促动性交谈技巧、心理教育、澄清价值、决定权衡、解决问题、设定目标、预防复饮计划、果断性训练、角色扮演、认知技术、调整环境、角色澄清、行为强化、加强社交技能、澄清需求、评估和反馈等。

由于患者处于不同的康复阶段，治疗师应根据其所处的不同阶段采取不同的促进改变的策略。例如：对于一个尚未认识到自己问题、没有治疗动机的患者，应以促动性交谈、澄清价值、决定权衡等技巧来帮助其发现并认识到自己的问题，进而采取行动改变自己的问题。而对于治疗动机较强、处于行动阶段的患者，应该采用预防复饮、行为强化、社交技能训练等来帮助其保持操守状态。

二、动机强化治疗的基本原则

动机强化治疗是以来访者为中心的一种咨询模式，它能够暴露和解决患者在滥用成瘾物质过程中的矛盾心理，促使其发生改变。动机促动性交谈（motivational interviewing，MI）是动机强化治疗的主要方法。促动性交谈是一种心理咨询策略与技巧，治疗师需要与来访者建立一种信任、合作的治疗关系。在帮助来访者的过程中，治疗师接纳、理解对方的感受与需求，通过与患者共同探索其内在的动机与价值观来达到解决其矛盾心理，引导来访者自己发现问题、认识到改变的必要性，并帮助其选择如何解决问题的方法。动机强化治疗以患者为中心，激发患者积极改变自己的内在潜能，尊重来访者自己的内在需求与选择，强调改变是患者自己的责任。促动性交谈的五个基本原则为：表达共情、呈现差距、避免争论、化解阻抗及支持自信。

表达共情即尊重与理解患者及其感受与需求，支持、引导

促动性交谈的五个基本原则为：表达共情、呈现差距、避免争论、化解阻抗及支持自信。

性的咨询方式是促进改变的条件。呈现差距是帮助引导来访者集中注意力发现其目前的行为与理想的或希望的行为之间的差距，当来访者认识到其目前状态与期望之间的差距时，会强化其改变的愿望。咨询者的目标是与来访者一起前进，应该尽量避免与来访者争论。如果来访者有阻抗，可能需要改变咨询策略来化解阻力，推动改变，责怪对方缺乏动机与阻抗不利于改变。许多患者难以改变是由于他们没有自信，不相信自己有能力改变，咨询师首先要相信患者能够改变，并帮助患者建立自信，让对方看到希望、对改变表示乐观，并有可行的方法达到目标。

三、动机强化治疗的技术要点

动机强化治疗强调改变的主体是患者本人，关注患者自身的能力与长处，以患者为中心，强调患者的选择与个人改变的责任，肯定自由选择，支持自信，鼓励对改变的乐观看法，强调从患者那里激发行为目标。动机强化访谈主要运用开放式问题、回应性倾听、引发关注点、支持肯定、总结等基本技术与患者讨论其酒精滥用相关问题，解决患者治疗过程中存在的矛盾心理，促使其发生改变。

四、动机强化治疗的基本步骤

动机强化治疗采用动机强化访谈的基本技术，通过反馈、责任、建议、提供改变菜单、共情、增强自我效能感等步骤来帮助物质依赖者认识自己的问题，做出决定并改变自己物质滥用行为的过程。

动机强化治疗采用动机强化访谈的基本技术，通过反馈、责任、建议、提供改变菜单、共情、增强自我效能感等步骤来帮助物质依赖者认识自己的问题，做出决定并改变自己物质滥用行为的过程。以上步骤各单词的首字母大写缩写在一起即称为 FRAMES 模式。

（一）反馈（feedback）

反馈是咨询者通过评估患者酒精滥用的方式与相关问题，个体化反馈信息，让患者了解目前自己酒精滥用问题的严重程度，思考自己的问题。

（二）责任（responsibility）

责任指对于酒精滥用问题如何处理，治疗者需尊重患者自己的选择，强调患者是改变的主体。治疗者应该以中立及非评判性的方式给患者提供一些反馈信息，让患者自己做出是否改变的决定及计划，让患者拥有对自己行为的控制权，一旦患者做出改变的计划，其成功可能性更大，对改变的阻抗也将会更低。

（三）建议（advice）

建议指咨询者以非评判性方式为患者提供一些如何减少或者停止酒精使用相关危害方面的建议。患者往往没有意识到他们当前饮酒方式可能会带来健康及其他方面的问题，或者使一些已经存在的问题更加严重。为患者提供一些明确的停止或减少饮酒的建议，可以减少他们未来问题的风险，增加他们对个人危险的意识，同时还为他们提供了考虑改变自己行为的理由。

（四）改变菜单（menu of alternative change options）

改变菜单指治疗者根据患者的问题为其提供多种可供选择的改变策略，让患者选择最适合自己情况的方法，让其感觉到这种方法可能最能够帮助自己，这样可加强来访者的自我控制感、责任感和激发出改变的动机。

（五）共情（empathy）

共情是咨询的一种基本技巧。有效的干预应当是一种热情、尊重、理解的咨询方式，这能够让来访者感到放松、安全与受欢迎，并在咨询和治疗过程中保持，提高积极咨询和治疗的效果。

（六）增强自我效能感（enhance self-efficacy）

增强自我效能感是通过帮助患者建立自信与乐观情绪来鼓励改变，让其相信他们有能力对其使用药物行为做出改变。认为自己有能力改变的人要比那些觉得自己无助或无力的人成功的可能性要大得多，治疗师应该帮助患者增强自我效能感。

动机强化治疗强调个体对自己的行为具有选择的权利和责任，其工作重点是启发患者对自己问题的关注，而不是告诉他们应该做什么；探索和反馈患者的感受，而不是给他们贴标签或加以纠正。动机强化治疗在物质依赖治疗中应用很广泛，许多研究证实其是一种非常有效的心理治疗，尤其在治疗早期使用有助于建立良好的治疗关系，降低患者的阻抗，提高治疗动机。可以单独作为一种治疗方法或者与其他心理行为治疗联合使用，可以说是物质依赖心理行为治疗的一种基本技术。

动机强化治疗强调个体对自己的行为具有选择的权利和责任，其工作重点是启发患者对自己问题的关注，而不是告诉他们应该做什么；探索和反馈患者的感受，而不是给他们贴标签或加以纠正。

第三节 认知行为干预

认知行为干预是根据认知过程影响行为的理论假设，通过认知和行为技术帮助患者改变其不良认知，从而矫正不良行为的一种心理治疗。认知行为干预由 Beck 等于 20 世纪 70 年代中期首先开展，其理论基础是通过识别和改变患者的不合理认知，来减少或消除不良的情绪或行为（如物质滥用）。认知行为干预对酒精依赖的治疗效果得到了许多研究的支持，主要是根据学习理论及认知过程影响行为这一原理设计一类干预方法。认知行为干预主要包括行为的自我管理或自我控制、应对技能训练、线索暴露、行为列联管理及配偶行为治疗等。

一、行为自我管理

行为自我管理又称为酒精控制项目，其主要目的是传授患者如何减少酒精使用，更适合将适度饮酒作为治疗目标的轻度酒精依赖患者。

行为自我管理又称为酒精控制项目，其主要目的是传授患者如何减少酒精使用，更适合将适度饮酒作为治疗目标的轻度酒精依赖患者。在对酒精相关问题治疗过程中，如何针对患者具体情况与患者一起制定现实可行的治疗目标是非常重要的一个环节。对于没有或者轻度酒精依赖患者，他们尚没有明显的酒精相关危害，减少饮酒可能是比较现实的目标。而对于已经有严重的酒精依赖问题的患者，如存在器官损害、认知障碍，或者存在共患精神卫生问题等，最好的治疗目标就是完全戒断。对于比较严重的酒精依赖患者，首先要对酒精戒断症状进行处理，等患者情况稳定一段时间（3~6 个月）后，饮酒问题比较轻时再进行行为自我管理。行为自我管理包括以下主要内容。

（一）设定控制饮酒目标

对每天或每周饮酒的量及次数进行规定，对可能饮酒的情况也进行规定，把这些规定作为自己将来控制饮酒的目标。

（二）监控自己每日饮酒行为

详细了解自己的饮酒行为，包括饮酒的时间、地点及与哪些人一起饮酒、饮酒的量及饮酒时的感受等。

（三）控制饮酒的速度

患者要对自己每次饮酒时间及饮酒间隔的时间进行严格控制，尽量使用非酒精饮料替代酒精饮料，在饮酒时尽量要进食，以减少饮酒时间，并尽量延长饮酒间隔时间，通过这些方法来减慢饮酒的速度。

（四）识别高危情景及饮酒诱因

帮助患者了解可能导致自己饮酒的高危情景或诱发因素，针对这些因素提前进行预防与应对，以减少饮酒问题的发生。

二、应对技能训练

应对技能训练是目前对酒精使用障碍最有证据支持的一种方法。应对技能训练是帮助患者发展技能，以有效地应对与酒精使用相关的心理社会应激，可帮助患者减少酒精使用。应对技能训练需要经过相关专业训练的治疗师来实施。应对技能包括提高自信心、交流技能、拒绝酒精技能、问题解决、情绪管理及应对心理渴求等，这对缺乏相关技能而通过饮酒来应对心理社会应激的患者尤其有效，让他们学会健康的应对技能将有助于降低饮酒的风险，帮助患者保持酒精戒断状态。

三、线索暴露治疗

线索暴露治疗属于行为治疗范畴，应用行为医学的某些理论（如经典条件反射、学习理论、强化作用、操作条件反射等），帮助患者消除或建立某种行为，从而达到治疗目的的方法。对酒精依赖的线索暴露治疗主要源于学习理论，认为患者由于长期饮酒，与饮酒相关线索（如饮酒的人、地点及相关环境事物等）与饮酒时的快感体验建立了条件性联系，患者对这些饮酒相关条件线索的敏感性增强；戒酒治疗后如遇到这

应对技能训练是目前对酒精使用障碍最有证据支持的一种方法。应对技能训练是帮助患者发展技能，以有效地应对与酒精使用相关的心理社会应激，可帮助患者减少酒精使用。应对技能训练需要经过相关专业训练的治疗师来实施。

些饮酒相关线索，会导致患者出现饮酒的条件反射，导致心理渴求而饮酒。

线索暴露治疗的主要目标是帮助酒精依赖者有效地应付心理渴求，减少酒精依赖复发的可能性。线索暴露治疗通过降低或中断环境线索与酒精愉快体验这一条件性联系而实现治疗目标。通过逐步对诱发酒精渴求有关线索进行脱敏治疗。线索暴露治疗的主要理念是渴求可以随时间的推移而减轻，并且能够通过训练而加以控制，从而在心理上逐步改变患者对渴求的一些错误认知；同时可结合场景的回避（回避与饮酒相关的场所）、放松技术等来减少渴求感，从而降低复发率。线索暴露治疗是一种专业治疗模式，需要经过训练的相关专业人员来实施。线索暴露治疗一般包括 6~12 次治疗，每次治疗 50~90 分钟。治疗频率可以是每日或隔几日进行。需要注意的是，线索暴露治疗的主要目的是降低患者对饮酒相关线索的敏感性，而导致患者复发的因素是多方面的，需要结合其他心理社会干预才能达到理想的治疗效果。

四、行为列联管理

行为列联管理（contingency management）是运用操作性条件反射与学习理论来治疗酒精滥用行为，即运用奖励（正性强化）和惩罚（负性强化）相结合的方法，在指导性的治疗环境中，系统地管理酒精依赖者的某种目标行为，如不饮酒、定期来参加治疗等有利于长期康复的行为，从而使酒精依赖者长期保持目标行为，改变原有酒精滥用行为而促进患者长期康复。

（一）列联管理的基本原则

列联管理的两个基本要素是设定目标行为与强化物。目标行为必须具体明确，具有可测量性，而强化物必须满足患者的实际需求，可起到激励患者的作用。当患者达到目标行为后应立即呈现强化物，若患者未达到目标行为，需付出一定的代价与责任，如发现患者饮酒，应取消其应得的激励或者受到某种惩罚。

（二）列联管理的主要形式

列联管理具有许多治疗方法与形式，目前较为成熟的列联管理操作方式主要有代金券法和金鱼缸抽签法。代金券法是列联管理的一种经典形式，患者如果达到预先设定的治疗目标将获得代金券，凭券可在治疗社区中兑换相应价值的物品或服务。代金券额度随着达到目标行为的次数增加而逐渐累加，如果未达到目标行为则取消代金券。列联管理的另一种方法是金鱼缸抽签法，即规定患者如果达到目标行为（如不饮酒）即可得到抽奖的机会，随着患者连续达到目标行为的次数越多，其抽奖机会累计增加。当患者违反目标行为时则取消其奖励机会，重新达到目标行为后再开始进入强化程序。研究显示，金鱼缸抽签法和代金券法疗效相当。

需要注意的是，行为强化治疗主要针对患者某种目标行为，多侧重于酒精滥用行为本身。而对导致复发的不良认知、情绪及其他不良行为未进行有针对性的干预，列联管理多是结合其他药物治疗或心理行为治疗而开展，以增加治疗效果。

第四节 预防复发治疗

预防复发治疗是根据酒精及其他药物依赖的临床特点，由 Marlatt 等应用认知行为技术发展起来的。目的是帮助患者识别复发的高危情景，保持对复发的警惕性，加强自我控制及学习应对各种复发高危情景的技巧，以避免物质依赖的复发。酒精依赖者在治疗后复发率很高，在戒酒治疗后需要进行预防复发的干预或者治疗来帮助酒精依赖患者保持操守，预防复发治疗可结合药物治疗进行。预防复发治疗的疗效得到了许多研究的支持，是目前酒精及其他药物依赖治疗领域中最常使用的心理行为干预方法。

目的是帮助患者识别复发的高危情景，保持对复发的警惕性，加强自我控制及学习应对各种复发高危情景的技巧，以避免物质依赖的复发。

一、预防复发治疗的理论基础

1980 年，Marlatt 和 Gordon 在社会学习理论的基础上，针对酒精和各种药物依赖行为，首先提出了预防复发（relapse prevention）的概念，认为可把克服酒精及药物依赖看成重新学习新的适应性行为的过程。预防复发属于认知行为干预范畴。理解预防复发治疗的原理，需要了解复发的概念及有关复发的认知行为理论模型。预防复发主要是咨询师通过让患者学习如何理性看待复发，及应对复发高危情景，提高自我效能的过程。

根据社会学习理论，Marlatt 等人于 1985 年提出了复发的认知－行为理论模型，认为酒精依赖者在高危情境中的认知与应对模式决定了发生复发可能性的高低。患者戒酒后所面临的生活社会场景中有些是复饮的高危情景，如与既往饮酒相关的人、事、物等，不良的情绪状态、外在应激事件、家庭社会因素、经济状态等内外因素。若患者在高危情境中不能有效应对，自我效能感就会降低，就会重新开始饮酒，并在"破堤效应"和错误归因方式的影响下导致完全的复发；而另一方面，如果患者能够进行有效的应对，其自我效能感就会提高，复发的可能性就会降低。根据复发的认知－行为理论模型，咨询者可通过帮助患者识别复发的高危情境，通过认知和行为的训练，让患者学会相应的应对技巧，降低患者戒酒后对危险情境的敏感性，提高患者抵御饮酒诱惑的能力，提高自我效能，降低复发的可能性。

二、预防复发的目标与原则

预防复发是以心理学中的认知行为治疗理论为基础，主要目标是通过改变患者对有关复发的歪曲认识，来改变复发行为。在咨询者的指导下，通过让患者分析识别自己复发的高危情景，学习应对高危情境的各种技巧，学习建立替代饮酒的全新生活方式，达到预防复发、保持长期戒断的目标。预防复发是让患者学习新的认知与行为方式的过程，可采用个体或者小组治疗的形式，强调患者的参与性与反复实践。

预防复发治疗具有很强的专业性，咨询者需经过相关培训，咨询者与来访者需要相互合作，共同制订他们的治疗目标，如他们所需要学习的技能及到达目标的时间等。如果采取小组形式治疗，咨询者以辅导员或协调者的身份参与小组活动，与小组成员产生积极的心理互动。预防复发的主要原则如下。

（一）咨询者的基本态度

最好由经过相关专业培训的心理咨询师及社会工作者等专业人员担任咨询者的角色。咨询过程中采取共情的咨询态度，要让咨询者给酒精依赖者更多的情感关心和反馈。在咨询的过程中，不管患者是否对保持操守有疑虑或在许多方面没有进展，都应该保持接纳与理解，尽量避免道德或价值的判断，应保持中立的态度。在治疗目标设定上要采取灵活的态度，应该尽量反映患者的需要，应与患者进行协商，制定患者可接受的治疗目标。

（二）关注积极方面，发掘患者的内在潜能

在治疗过程中患者可能有负性情绪或反应，咨询者不要过分关注这些负性方面表现，应关注他们的积极方面，即使是很小的优点也要恰当地反复强调，以提高患者的自信水平。在小组治疗时，要重视每个人，给了尽可能多的积极的言语或身体语言的鼓励。要尽可能发掘患者内在积极的方面，可以让患者讨论，发表自己的看法，发掘那些对治疗有帮助的内容。

预防复发是以心理学中的认知行为治疗理论为基础，主要目标是通过改变患者对有关复发的歪曲认识，来改变复发行为。

（三）强调技能训练

每次治疗内容都要有明确的目标，突出重点，强调技能训练。不要试图在一次训练中把所有手册中提供的应付策略都展示给患者。通常每次治疗只有一到两个重点内容，根据患者的实际接受程度安排技能训练内容。在介绍应对策略的时候，最好先从患者比较熟悉的方式入手。要尽量多举一些例子，及时利用患者的例子来说明问题，重点在于掌握这些技能及将来在实践中运用，要给予机会让患者练习所学的技能。

三、预防复发的基本技术

预防复饮的早期阶段可主要采用动机强化治疗的基本技术，与患者建立良好的治疗关系，增强治疗动机；后期主要以各种技能训练为主，治疗过程中采用了大量的技术与策略。

在整个治疗过程中，需要运用一些咨询的基本技巧，如倾听、共情、解释、鼓励、总结等。预防复饮的早期阶段可主要采用动机强化治疗的基本技术，与患者建立良好的治疗关系，增强治疗动机；后期主要以各种技能训练为主，治疗过程中采用了大量的技术与策略，如不良认知的识别、荒谬信念的纠正、自我监督、指定作业的评分、自信心的训练、放松训练以及一些社会化的问题（如寻找工作、保持工作技能、休闲时间的利用和理财技能等），这些技术与策略不是一成不变的，而是根据患者自身实际情况灵活应用，强调反复练习与实际运用。

四、预防复发的实施过程与主要内容

与其他治疗相比，预防复发具有严格的治疗结构与模式，更多地运用讲授与训练方法，治疗者扮演更积极的指导者角色。可采用个体或集体治疗的形式开展，预防复发。

（一）治疗的结构与模式

预防复发的疗程一般为 3~6 个月，每周治疗 1 次。每次治疗的任务很多，如复习上次的技能练习、简单讨论自上次治疗以来碰到的问题、技能训练、对技能训练的反馈、治疗期间的技能训练、下周计划等。每次治疗的时间一般为 60 分钟，分为三个阶段，每个阶段 20 分钟，即所谓的 20/20/20 规则。

1. 开始阶段

在开始的 20 分钟，治疗师主要是了解患者过去 1 周的主要状况、一般功能水平、酒精使用及渴求状态、技能训练的经验等。

主要包括评估患者目前状况、酒精检测、解决问题、了解目前患者存在的主要问题、讨论训练练习等内容。在这个阶段，虽然是治疗师引导患者，并关注患者的反应，但往往是患者说得比较多。

2. 中间阶段

在中间的 20 分钟，主要是介绍及讨论某种技能，包括介绍主题、解释主题内容与患者目前状况的关系、了解患者的反应以确定患者已理解等内容。在这个阶段，治疗师说得比患者多，但治疗师介绍的内容需结合患者的具体情况，并举一些例子让患者充分理解。

3. 最后阶段

最后 20 分钟，患者又变成唱主角。患者同意治疗师提出下周要学习与训练的某种具体技能，做出具体的计划，了解下周可能面临的复发高危情境及如何应对这些高危情境等。内容主要包括布置下周练习的技能、分析下周可能遇到的高危情境、做出下周的具体计划等内容。

（二）预防复发的主要内容

预防复发的过程主要是让患者学会识别导致自己复发的高危情景并改变导致复发的错误认知，与咨询者密切合作与努力，学习有效应对高危情景的方法，提高自我效能，预防复发，迈向康复的过程。主要内容有：①建立良好治疗关系，增强治疗动机；②识别和监测高危情境；③应对高危情境；④应对渴求；⑤认知重构、战胜偶发；⑥学习各种心理技能；⑦提高自我效能；⑧发展替代成瘾行为，建立健康生活方式；⑨建立社会支持系统。

综上所述，预防复发的过程是教授患者如何面对和应对真实的或潜在的复发诱因，并帮助患者理解导致复发的各种心理过程。除了具体的行为练习，还强调生活方式的改变以及建立社会支持网络。近年来，复发更多地被看成是康复过程中的正常现象，是患者走向完全康复的一个学习和经验积累的过程。预防复发可以帮助患者进行行为矫治。康复是一个螺旋式进步的过程，在康复过程中可能会有多次复发，但最终是朝着完全放弃成瘾行为的目标前进。

预防复发的过程是教授患者如何面对和应对真实的或潜在的复发诱因，并帮助患者理解导致复发的各种心理过程。

第五节　家庭治疗

　　庭治疗是对整个家庭实施的心理治疗，从广义的角度讲，家庭治疗是团体治疗的一种。家庭治疗从家庭系统角度解释个人的行为，认为个体的改变有赖于家庭整体的改变，治疗者将视角放在家庭系统内的互动与关系上，而不着重分析或改变某一个体的心理状态和行为。

家庭治疗是酒精相关障碍治疗中的一个重要环节。

　　家庭因素与酒精依赖的形成和发展关系密切。酒精依赖者的家庭往往不能履行正常的家庭功能，表现为家庭成员沟通功能受损、不称职、缺乏行为标准等。而失调的家庭功能与酒精依赖者的长短期预后不良密切相关。因此，家庭治疗是酒精相关障碍治疗中的一个重要环节。2003 年，O'Farrell 等对 2002 年发表的 38 个关于酒精依赖家庭治疗方面的对照研究进行分析显示，多数研究得出结论，即如果酒精依赖者没有寻求帮助的愿望，组织和家庭成员可以更好地激发他的戒酒动机。社区和家庭训练是加强治疗的途径。家庭治疗比个别心理治疗在成功戒酒和促进家庭关系方面更有效。

家庭治疗比个别心理治疗在成功戒酒和促进家庭关系方面更有效。

一、家庭治疗的基本目标

　　治疗目标包括收集患者目前对酒精使用的态度、对治疗的依从性、与饮酒有关群体的联系程度、患者的戒酒程度、家庭成员对戒酒的态度、社会和工作情况、婚姻及家庭关系等相关信息。通过鼓励家庭成员参加治疗，让他们与患者一起了解酒精依赖的性质，改善与酒精依赖者的沟通方式，不为其提供酒的支持，在不指责、不谩骂的前提下，适当地给予酒精依赖者戒酒方面的压力，并共同学习减压的方法，在生活中找到除了"酒"以外的快乐来源，寻找对戒酒有益的改变，进而提高酒精依赖者对治疗的依从性、改善远期预后。

二、家庭治疗的基本技术及实施过程

（一）基本技术

家庭治疗需要受过专门训练的专业人员来实施，常用的技术包括：①倾听：不仅治疗师要做好倾听，同时还要鼓励家庭成员间互相倾听。②共情：治疗师在保持中立的基础上对家庭成员积极关注和接纳。③非病态化：即不给家庭的问题及"问题"人物贴标签。④扰动技术：通过提问、对质、反馈、角色互换等方法启发家庭成员重新认识问题，并开拓解决问题的思路。⑤提问技巧：灵活运用各种问题，从而理解家庭或引导家庭成员做出改变。⑥改变层级：治疗师在评估家庭成员的权利分配情况后，采取措施改变权利分配。如让家长化的孩子回归到孩子的角色，鼓励父母承担起家庭领导者的角色。⑦促发行动：了解家庭的互动模式或打断家庭内部不良的互动。⑧绘制家谱图：绘制出至少三代家庭成员的关系模式。⑨正常化：让来访的家庭了解，他们的某些遭遇并非罕见，从而降低来访家庭的焦虑情绪，了解复发现象在酒精依赖者戒酒的过程中十分常见。⑩控制节奏：治疗过程中，治疗师需要监控并调节治疗节奏。

（二）实施过程

参加家庭治疗的人员可以是患者、配偶或伴侣，也可以包括兄弟姐妹及其他近亲属等。家庭治疗致力于改善家庭成员间的关系和互动行为。对酒精依赖者的家庭来讲，同时需要增加对预防复发有益的行为。进行治疗前，首先要对家庭进行评估，包括家庭目前主要问题、家庭成员的情绪状态、社会关系、冲突、应对技能、权利控制等。将上述信息进行整合后，治疗师和家庭成员一起制订及实施治疗计划，包括问题选择、问题界定、确定长期目标、设定短期目标、制订干预措施、总结及结束治疗这六个步骤。

三、常用的家庭治疗模式

（一）功能性家庭治疗（functional family therapy, FFT）

功能性家庭治疗是治疗青少年行为问题的方法之一，整合了系统家庭治疗与认知行为治疗，30 多年的临床研究显示 FFT

可有效减少不良行为。FFT 可以由接受过相关专业培训的医护人员或社会工作者实施。重点在于促进家庭内部的互动，建立良好的家庭关系，增强治疗的动机，使其认识到改变的必要性，建立正性的治疗联盟。通过对家人的技能培训，找到解决问题和行为改变的方法。FFT 包括建立关系和增强动机、行为改变及概括总结三个治疗阶段，每个阶段都有明确的目标，具有不同的技能训练及治疗内容。

（二）简要策略家庭治疗（brief strategic family therapy，BSFT）

简要策略家庭治疗是以策略为重心的一种家庭治疗模式。治疗主要关注以下问题：家庭建立情况及其关系，利用更广泛的社会和教育系统的支持，发现不良的家庭互动，发展新的良性家庭互动。BSFT 主要包括三个部分：系统、结构（互动模式）和策略。针对问题采取策略性治疗，治疗中需要注意的是少作解释，帮助病人多采取有效的行动去解决问题。常用的操作技术包括使用指令、悖论干预、循环式提问、策略式提问等。

（三）多系统治疗（multisystemic therapy，MST）

多系统治疗最初是针对严重的反社会行为和家庭问题而设计的，研究显示该治疗方法对青少年酒精依赖问题也有效。MST 认为以下五个系统与青少年的问题行为有关：家庭、青少年自身、社区、学校以及同伴。这些系统中的任意一个或者多个同时出现问题是青少年出现问题行为的原因。因此，治疗师需要对各个系统进行详细评估。根据评估结果，对与青少年饮酒有关的系统进行干预，如对家庭或同伴系统的干预。MST 治疗师需要投入较多时间与精力，只要家庭有需要，能随时提供帮助。完整的治疗需要持续 3~6 个月，治疗重点是找到有效解决家庭问题的方法。

第六节 社会干预

社会干预包括改变家庭社会环境，为患者的康复提供支持性环境，主要针对家庭、社区或文化等方面的问题，动员各种资源来影响与患者饮酒相关的认知、行为及社会环境，帮助患者保持长期戒断，建立健康的家庭社会生活方式。社会干预主要包括后继服务、自助与互助组织等。

一、后继服务

后继服务一般指患者在经过酒精依赖治疗后，继续与临床医生及治疗服务人员保持联系，以保持治疗效果。酒精依赖患者在治疗后 3 个月内的复发率很高，是康复的关键时期。如果要保持患者已有的治疗效果，需要在急性期治疗结束后对患者进行继续随访并提供服务帮助。

后继服务应作为酒精依赖综合干预的一个重要组成部分，对于酒精依赖严重、治疗后复发危险性高的患者尤其需要后继服务。后继服务能为患者提供康复的社会支持与网络，强化保持酒精戒断的相关技能，提高家庭及社会功能，帮助患者面对生活中的各种挑战，重新回归健康社会生活。

后继服务包括在治疗结束后有计划地对患者进行电话或面对面随访。随访时与患者讨论治疗后取得的进展及遇到的相关问题，可由社区卫生服务工作者通过继续随访患者来提供后继服务，通常作为管理其他健康问题的一部分。临床工作者可把患者转介到自助项目，如戒酒者匿名协会与其他康复项目等，这些都是后继服务的形式。目前有多种机构，包括中途宿舍、日间康复中心，都是提供后继服务的场所。此外，对患者长期随访降低饮酒相关危害也属于后继服务的范畴。

社会干预包括改变家庭社会环境，为患者的康复提供支持性环境，主要针对家庭、社区或文化等方面的问题，动员各种资源来影响与患者饮酒相关的认知、行为及社会环境，帮助患者保持长期戒断，建立健康的家庭社会生活方式。

二、社区自助与互助康复组织

经过戒酒治疗后，酒精依赖者在回归社会过程中需要同伴及社会的支持，使之走向康复。社区自助与互助康复组织是目前国际上为酒精依赖者提供社会支持的主要形式，包括戒酒者匿名协会（AA）、戒酒者家庭互助会、戒酒者青少年互助会与嗜酒者成年儿女互助会等。

（一）戒酒者匿名协会（Alcoholic Anonymous, AA）

社区自助与互助康复组织最为常见的是戒酒者匿名协会。1935 年起源于美国，AA 由戒酒者同伴组成，成员们定期集会分享戒酒体会，通过自助及成员间互助来帮助患者戒酒及康复。目前 AA 组织已发展到遍及全球近 200 个国家，有 10 万多个 AA 组织，参加 AA 已经成为酒精依赖者治疗中最重要的内容，全球有大约 200 万人定期参加 AA。

AA 对成员的唯一要求是要有戒酒的愿望，通过彼此分享会员们的经验、力量和希望，为解决共同的问题而互相帮助，以从酒精依赖中得到长期康复。AA 的宗旨在于保持患者戒酒和清醒状态，并帮助其他酗酒者戒酒。"十二个步骤"是 AA 的核心内容。研究显示参加 AA 的患者治疗效果更好，参加 AA 的时间长短与治疗效果正相关。

（二）戒酒者家庭互助会

社区自助与互助康复组织还包括针对酒精依赖者家庭成员的自助组织，如戒酒者家庭互助会。在戒酒者匿名协会早期，妻子们通常陪伴她们的丈夫参加 AA 小组会，聚在一起谈论和相互支持，她们意识到自己也受到酒精成瘾的影响，并将"十二个步骤"运用于她们生活中。1951 年，Lois W 和其他几位酒瘾者配偶创建了他们自己的信息交流中心，后来成为了嗜酒者家庭互助会家庭小组的总部和全球服务社。目前 115 个国家中有大约 24000 个戒酒者家庭互助会小组。嗜酒者家庭互助会帮助患者的家庭成员及朋友认识到酒精成瘾是种疾病，并帮助患者戒酒。

（三）戒酒者青少年互助会

戒酒者青少年互助会由加利福尼亚的青少年于 1957 年创

办。戒酒者青少年互助会是嗜酒者家庭互助会家庭小组的一部分，针对的是青少年，遵循戒酒者家庭互助会的步骤和传统。每个戒酒者青少年互助会小组有一个戒酒者家庭互助会的成员作为助帮人，给小组提供持续性的指导，帮助小组聚焦于"十二个步骤"。戒酒者青少年互助会的小组会通常在戒酒者家庭互助会的同一地方举行，只是在不同的房间。许多学校举办戒酒者青少年互助会小组会，参加者可通过地方的戒酒者家庭互助会转介而来。

（四）戒酒者成年儿女互助会

戒酒者成年儿女互助会在过去 35 年中发展很快。在 20 世纪 70 年代后期，戒酒者青少年互助会成员的一个小组开创了一个称为"戒酒者成年儿女之希望"的戒酒者家庭互助会小组，也是遵循"十二个步骤"的原则。

（五）我国社区自助与互助组织

我国目前社区自助与互助组织发展尚不成规模，只在部分城市有 AA。我国 AA 主要是由两部分力量推动，一是精神专科医院在自己的医院设立 AA，设立在精神专科的 AA 可为酒精依赖患者定期门诊治疗与咨询提供方便，还可促进住院的酒精依赖患者有机会接触和认识 AA，并逐步参与到 AA 以促进其康复。并且使住院和出院后的患者彼此相互分享戒酒体验与互相帮助，共同促进康复。二是社会民间团体设立的 AA，多是外国人和我国戒酒康复者发起建立，他们自发成立自己的 AA，并有效地利用网络，帮助我国更多患者戒酒。虽然我国酒精依赖患者人数逐年增加，但是参与和长期坚持参与 AA 的患者人数并无明显增加，AA 的数量及规模也没有明显扩大，AA 在我国的发展受到很多因素制约，如 AA 志愿者的缺乏，酒精依赖患者参与 AA 的不便利，国家和媒体对 AA 的重视和宣传不够等，因此我国需要提供其他形式的社会干预来帮助患者康复。

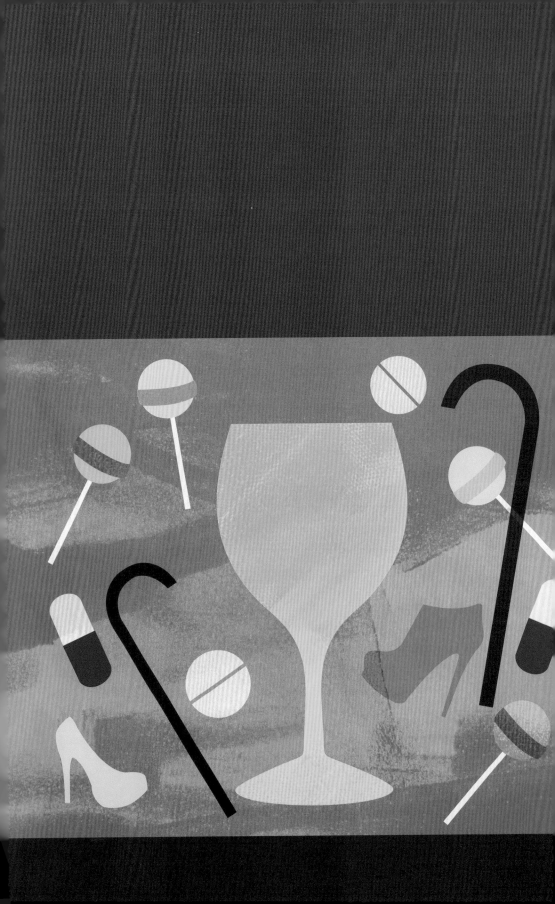

第七章　特殊群体

第一节　儿童青少年患者

未成年人饮酒在西方国家是较严重的公共卫生问题。2006年美国一项调查显示，73% 的 16 岁学生饮过酒，59% 的学生曾有过醉酒情况。在北欧，上述情况更为严重，几乎所有的 15~16 岁的学生有过醉酒行为，平均开始饮酒的年龄是 12 岁，首次醉酒年龄是 14 岁。现有研究显示，我国青少年饮酒问题也普遍存在。如 2008 年广东省的调查发现，67.5% 的学生尝试饮酒，25% 的学生目前饮酒，8.6% 的学生重度饮酒，15.3% 的学生曾有醉酒，其中男生饮酒率明显高于女生。

与成人相比，酒精对儿童与青少年的危害更大，这是因为儿童、青少年对酒精的耐受性差，更容易出现危险行为。

与成人相比，酒精对儿童与青少年的危害更大，这是因为儿童、青少年对酒精的耐受性差，更容易出现危险行为。酒精会影响大脑的发育，尤其是对行为和情绪管理的影响，大量饮酒也会使青少年的认知成熟度受损，学习成绩下降。研究发现，16 岁以下的青少年使用和滥用酒精可能会对大脑的发育造成永久的伤害，增加成年期发生酒精相关问题的风险，还会使人际关系紧张，如与父母的关系差，在学校表现不佳等。

一、临床特点和诊断

在我国，酒精依赖在青少年人群中并不常见，且青少年酒精依赖者较少出现戒断症状和特征性的耐受性增加现象。所以 ICD-10 中酒精依赖的概念和诊断标准在该人群中运用时，有明显局限性。这使得青少年酒精依赖者的识别率低，诊治不及时。

二、治疗原则

对于有酒精相关问题的青少年来讲，治疗目标是完全戒酒。在戒酒药物的使用上需考虑药代动力学的特点。心理和行为治疗对儿童及青少年酒精依赖者治疗至关重要。

对于有酒精相关问题的青少年来讲，治疗目标是完全戒酒。在戒酒药物的使用上需考虑药代动力学的特点。心理和行为治疗对儿童及青少年酒精依赖者治疗至关重要。运用"此时此地"非常重要，因为青少年更关注现在，而很少关心饮酒模式的改变对将来的好处。他们对很快就能达到的目标更有兴趣，而不会在意身体状况是否得到改善。因此，制定治疗目标时应根据青少年的特点量身定制。如可以通过让他们了解酗酒如何影响他们的形象，在同伴中的地位，以及在娱乐、运动、学业、经济等方面的表现等。医生需要组织符合青少年年龄特点的会谈，帮助青少年设立短期目标，并鼓励他们参与治疗计划的设置。

家庭对青少年酒精依赖的预防和治疗都至关重要。父母的饮酒行为对孩子有示范作用，孩子会模仿父母的行为模式。一项荟萃分析结果提示，家庭干预对于推迟青少年开始饮酒及降低饮酒频率等方面有效，且效果能够持续很久。对于与家人关系紧密的青少年，要注意对其父母进行评估。对于与家庭关系疏远的青少年，必须首先帮助其与家庭重新建立关系。

在儿童青少年人群的治疗中，家庭、青少年自身、社区、学校以及同伴都是治疗中的重要因素。上述因素中的任意一个或者多个同时出现问题，则可导致青少年出现问题行为，从而需要进行评估甚至实施治疗干预。

在评估阶段，治疗师需要对各个系统进行详细评估。为了使每个系统的信息完整，治疗师需要安排家长和老师的会面，从而清楚地了解有饮酒问题的青少年在学校的行为表现。评估结束后便进入治疗阶段，根据评估结果，对与青少年饮酒有关的支持系统做工作，如家庭或同伴系统。其中对家庭系统来讲，可以直接采取增强家庭等级制度以及改进养育方式，增强照料者战胜困难的能力。然后指导照料者针对青少年的情绪、行为、同伴关系、学习困难等问题进行工作。生活中的各个方面，包括青少年自身、父母、亲属、朋友、同伴、学校、工作和业余时间等。

第二节　女性患者

很多西方国家的流行病学调查发现，女性在妊娠期及哺乳期的饮酒率很高，且相对普通人群而言，女性这一特殊群体饮酒，会面临更多的酒精相关问题。2001—2002 年，美国国家酒精与相关疾病流行病学调查（The National Epidemiologic Survey on Alcohol and Related Conditions，NESARC）中对成年女性饮酒情况的调查结果显示，有 59% 的孕妇在过去 1 年中曾饮过酒，9.6% 的孕妇整个孕期都在饮酒。2001—2008 年美国另一项调查发现，在 12611 名孕妇中至少有 8% 在妊娠期末 3 个月内饮过酒。2007 年澳大利亚一项全国性的调查显示，36% 的女性在妊娠及哺乳期均饮过酒。2005—2006 年加拿大对 5882 名孕妇的一项调查显示，10.8% 的孕妇在孕期饮过酒，其中 95.8% 为轻至中度饮酒，约 1.7% 为重度饮酒。

> 很多西方国家的流行病学调查发现，女性在妊娠期及哺乳期的饮酒率很高，且相对普通人群而言，女性这一特殊群体饮酒，会面临更多的酒精相关问题。

随着我国经济的迅猛发展，人民生活水平的逐步提高，外来文化对我国传统文化的不断冲击，以及葡萄酒等酒类广告鼓励女性饮酒，女性的饮酒率也在明显增加。但我国目前尚缺乏有代表性的关于女性在妊娠期及哺乳期饮酒状况的流行病学调查资料。

一、女性饮酒及相关问题的临床特点和危害

女性开始饮酒的年龄一般晚于男性，一旦开始饮酒往往比男性更为迅速地发展为酒精依赖，而酒精依赖的女性也通常会更早寻求专业帮助。因此，与男性相比，女性酒精障碍的病程似乎被"压缩"了。然而来自美国两次全国性的调查显示，在一般人群中并不存在明显被"压缩"了病程的酒精障碍患者，这种性别差异在酒精使用和酒精依赖的总体危害性方面已逐渐减少。与之前的研究不同，女性从开始饮酒到最终形成酒精依赖的时间却延长了，男性会比女性更快地发展为酒精依赖，尤其是年轻饮酒者。

女性对酒精的反应与男性有所不同。研究表明，女性会在相对更低的饮酒量上出现饮酒相关问题。究其原因，女性的平均体重比男性低，且体内脂肪多水分少，而酒精在脂肪内的含量极少；另外，女性月经周期中体内激素水平的变化也可能影响酒精的代谢。因此WHO对危险饮酒的界定存在性别差异：对女性的规定为每日超过2个标准杯（1个标准杯=10g纯酒精），每周饮酒超过5次；而男性为每日超过4个标准杯，每周饮酒超过5次。因此，当饮酒量相同时，同体重的女性血液中酒精浓度会更高，所受的酒精危害也会更大，更容易出现与酒精相关的肝脏及心脏疾病，而且女性饮酒与乳腺癌也有一定的关系。

女性对酒精的反应与男性有所不同。研究表明，女性会在相对更低的饮酒量上出现饮酒相关问题。

（一）妊娠期

1. 饮酒对妊娠期母亲及妊娠的影响

越来越多的证据表明，孕期饮酒对妊娠有直接威胁。妊娠期女性饮酒可能会出现流产、死产、早产等并发症，醉酒引起的伤害，孕期、分娩或产后的酒精戒断反应以及相关的躯体并发症。鉴于现有证据还无法确定产前酒精摄入的所谓安全限量，因此尚不能认为妊娠期低到中量的饮酒是绝对安全的，但重度饮酒对妊娠期母亲及妊娠的危害性还是比较公认的。

2. 产前酒精暴露对胎儿、新生儿以及婴儿的影响

酒精能通过胎盘对胎儿产生一系列的危害，主要包括四种：胎儿酒精反应、胎儿酒精相关的出生障碍、酒精相关的神经发育障碍和胎儿酒精综合征。其中胎儿酒精综合征（fetal alcohol syndrome，FAS）最早在1973年被Jones等描述，是四种障碍中最严重的一种。FAS婴儿有特别的异常体征和严重的发育问题，包括：①面部和骨骼缺陷；②视力及听力低下；③心脏、肝脏和肾脏缺陷；④出生后生长缓慢；⑤明显的学习障碍；⑥智力缺陷；⑦协调能力及运动技巧低下。

如果女性在分娩前大量饮酒或分娩时出现戒断反应，其新生儿也会面临急性酒精戒断的风险。新生儿出现的戒断反应通常发生在产后24~48小时，其症状与体征包括：震颤、易激惹、腹胀、呕吐。这取决于产妇末次饮酒的时间。

产前不同饮酒水平对出生后婴儿心理发育的影响也已受到

关注。大量研究认为，女性孕期饮酒没有安全的剂量标准及饮酒时间,产前饮酒会影响胎儿的神经发育,对出生后孩子的认知、行为、社会、情感发育等方面也会产生长期的不良影响。这种不良影响一直持续到成年早期,甚至很可能持续终生。而且这种影响与胎儿暴露的酒精总量和暴露时间相关,孕期的持续饮酒时间越长,饮酒总量越多,对孩子的影响越大。

3. 产前饮酒对幼儿、青少年及成人的影响

很多前瞻性研究和系统综述发现,产前酒精暴露对幼儿、青少年及成人有一定的影响,而且这种影响可能与饮酒量有一定的关系。若孕期母亲每天饮酒超过 4 个标准杯,则会影响幼儿的运动功能。妊娠早期一次或多次饮酒超过 5 个标准杯,则会影响少年认知能力,而且这种负面效应与酗酒（每次 5 个或以上标准杯）的频率呈线性关系。在妊娠早期接受酒精暴露（每天 3 个或以上标准杯）的青少年出现酒精有害使用的风险更高。研究还发现,孕期饮酒会明显增加幼儿患急性髓样白血病的风险,甚至还会影响日后成年男性的生育能力。

（二）哺乳期

1. 酒精在乳汁中存在的时间

酒精能够进入母乳,并在饮酒后数小时存留在母乳中（表 7-1）。表 7-1 列出了每个平均体重数值的哺乳期母亲饮酒后乳汁中酒精含量降为零的时间长度。需注意的是,表中酒精从乳汁中完全消失的时间是估量的时间,而真实的时间有个体差异。目前还没有中国人群的数据。

表 7-1 酒精从乳汁中清除的时间（h:min）

母亲体重（kg）	标准杯						
	1	2	3	4	5	6	7
50	1:51	3:43	5:35	7:27	9:18	11:11	13:03
59	1:42	3:26	5:09	6:52	8:36	10:19	12:02
66	1:37	3:15	4:53	6:31	8:10	9:48	11:26
70	1:33	3:07	4:41	6:15	7:50	9:24	10:57

注: 时间是从哺乳母亲开始饮酒时计算。假定酒精的代谢速度固定在 15mg/（dl·h）,女性的身高为 162.56cm

例如，对于一位体重 50kg 的女性，若 1 小时内饮用 3 个标准杯，则需要 5 小时 35 分钟才能达到乳汁中无酒精；而对于一位体重 70kg 的女性，这一过程只需要 4 小时 41 分钟。

2. 哺乳期饮酒对婴幼儿的影响

Giglia 等认为哺乳期母亲饮酒（每天 2 个标准杯以上）会出现以下后果：母乳质量下降；较早中断哺乳；影响婴儿精神运动发育；婴儿的睡眠觉醒紊乱。

二、筛查及诊断

危险性饮酒通常并无明显症状，因此特别容易被妇产科医生忽视。澳大利亚一项对 50406 名母亲的调查结果显示，约 70% 分娩出患有 FAS 儿童的母亲，在其怀孕期间并未诊断为酒精相关障碍。对于妊娠期和育龄女性，妇产科医生应常规进行饮酒筛查，包括饮酒的剂量和频率，以便尽早干预，改变其不良的饮酒行为。T-ACE 和 TWEAK 测验可适用于怀孕女性危险饮酒的筛查，对于孕妇高危险水平的饮酒具有很好的敏感性。T-ACE 比 TWEAK 的筛查效果更好。

对于女性酒精相关障碍的诊断与男性并无明显差别，详见第二章相关章节内容。

三、急性酒精中毒及依赖的预防与治疗

所有育龄女性在计划怀孕前，都应知道孕期饮酒所面临的潜在风险。医疗工作者应强调，对于计划怀孕和已怀孕的女性而言，禁酒是最安全的选择；孕期摄入的酒量越多，风险越大。对于那些在孕期很难禁酒的女性，则需要接受专业人员的帮助和治疗。

若产妇不能做到完全禁酒，则应告知产妇尽量避免在分娩后第一个月内饮酒，此后每天的饮酒量应控制在 2 个标准杯以下，并告知她们酒精从乳汁中完全消失的时间，以及最佳的哺乳时间，避免饮酒后立即哺乳。

急性酒精中毒对孕妇及胎儿均有极大的危害。发生急性酒精中毒的孕妇会面临过量中毒、呕吐窒息、意外伤害、流产及早产的危险。因此，应建议其尽快住院，由专业人员评估其妊娠状态及健康状况，避免发生意外伤害，同时进行密切的监测

医疗工作者应强调，对于计划怀孕和已怀孕的女性而言，禁酒是最安全的选择；孕期摄入的酒量越多，风险越大。对于那些在孕期很难禁酒的女性，则需要接受专业人员的帮助和治疗。

和可能的医疗干预。

孕妇在妊娠的任何时期若有酒精戒断风险，或发现新生儿出现酒精戒断的任何症状或体征，都需立即住院治疗。但对于妊娠期酒精戒断的处理可能要慎重，需权衡各方面的获益及风险。目前尚没有研究来证实哪种特殊的治疗对孕期或哺乳期酒精依赖女性更有效。

常规的酒精戒断处理往往会给予大剂量的苯二氮䓬类药物。而研究发现，妊娠头 3 个月使用苯二氮䓬类药物会增加胎儿唇裂和腭裂的风险，妊娠末 3 个月可引起婴儿松弛综合征或新生儿戒断症状。因此若必须使用苯二氮䓬类药物，原则是短时间使用，且药物的处方剂量应是最小有效剂量，以使婴儿接触的药量最小。因酒精有害使用会导致叶酸缺乏，已有大量研究报告叶酸缺乏会导致胎儿出现神经管缺陷，因此还要注意补充叶酸。

纳曲酮、阿坎酸或双硫仑在妊娠期及哺乳期使用的安全数据不充分，因此目前一般不推荐在此阶段对酒精依赖的母亲给予专门防复饮的药物治疗。美国 FDA 将这三种药品均划为妊娠期药品安全分级目录 C 类。若经权衡利弊后必须使用以上药物治疗时，建议改用人工喂养法。除药物治疗外，此期提供积极的心理治疗十分必要（见第六章相关章节内容），尤其要注意评估这些女性是否因酒精有害使用产生负疚感以及对她们孩子的潜在影响。

四、女性酒精依赖的预后及预测因素

尽管目前公共卫生宣传以及临床指南都强调妊娠期及哺乳期饮酒的危害性，但依然有相当多的女性在其妊娠期及哺乳期继续饮酒。已有众多预测因素可能与女性孕期饮酒有关。很多研究发现失业、婚姻状况及教育水平是孕期女性饮酒的预测因素。2011 年 Skagerstrom 等人的系统综述研究提示，既往遭受过虐待或暴力，低收入或低社会阶层被认为是女性孕期饮酒的预测因素。因此产前保健人员应注意评估这些预测因素，以期能早期识别出有孕期饮酒风险的女性，从而能尽早预防，及时干预，改善其预后。

产前保健人员应注意评估这些预测因素，以期能早期识别出有孕期饮酒风险的女性，从而能尽早预防，及时干预，改善其预后。

第三节 老年患者

一般情况下，酒精依赖的患病率通常随年龄的增长而下降。然而，酒精相关问题可能会持续终生，且在一些人当中，酒精使用可能会随着年龄的增长而日趋严重，通常会伴随一些不良的生活事件，如丧失朝夕相处的配偶或退休、离职。

据国外报道，随着寿命延长，老年酒精依赖患者也在不断增加。日本20世纪70~80年代报道，60岁以上老年期酒精依赖者占全部酒精依赖者的12%~17%。在英国，老年酒精依赖患者的比例近年来持续上升。1998—2008年，过去一周内每天饮酒超过2.7个标准杯的男性比例（年龄在65岁到74岁之间）增加了18%~30%。在同龄女性，饮酒量每天超过2个标准杯的比例增加6%~14%。虽然这组人群重度饮酒的患病率不高，但与酒精相关入院的人数却随年龄的增长急剧增加。这可能部分反映了终生饮酒的累积效应。

尽管中国酒精消耗量急剧增加只有20余年的历史，但我国的研究发现，60岁以上的老年期酒精依赖者占同期住院的酒精依赖者的14.8%。因此，源于我国酒文化的特点，并随着我国经济的发展，中国的酒精依赖及有害饮酒还会不断增加。且由于中国人均寿命的延长，酒精依赖将严重影响着中国老年人的心身健康。老年人群酒精相关的健康风险包括：跌倒的风险增加；认知功能下降；癌症的发病率增加；自杀的危险性增加。

随着我国经济的发展，中国的酒精依赖及有害饮酒还会不断增加。且由于中国人均寿命的延长，酒精依赖将严重影响着中国老年人的心身健康。

一、老年期酒精依赖的临床特点

（一）临床分型

根据Carruth的标准将老午期酒精依赖者分成以下三型。

1. 早发型

即在55岁以前已有重度酒精依赖，曾被诊断为酒精依赖且治疗过。所谓重度酒精依赖是指在形成严重的酒精依赖后，常发生短时内连续饮酒，酒精性癫痫发作、幻觉、妄想等精神症状，及因饮酒经常引起职业、家庭和社会问题等。

2. 老年恶化型

年轻时有轻度酒精依赖，到 55 岁以后，由于应激事件的影响形成重度酒精依赖，60 岁以后被诊断为酒精依赖并进行治疗者。

3. 迟发型

年轻时并未诊断为酒精依赖，但 55 岁以后，由于应激事件等原因形成酒精依赖，60 岁以后被诊断为酒精依赖并治疗者。

（二）临床特点

老年期酒精依赖除了具备一般酒精依赖的症状特点外，往往还具有如下特点。

老年期酒精依赖除了具备一般酒精依赖的症状特点外，往往还具有如下特点。

1. 反复醉酒

最多见。可能因老年人慢性酒中毒引起脑器质性病变，更容易醉酒；也有认为老年人肝脏代谢能力下降、肌肉少、脂肪增多、身体水分相对少，因此即使是少量饮酒，也将导致血中酒精浓度相对高，易于醉酒。

2. 妄想

以嫉妒妄想多见，内容荒谬，男性患者常因此对妻子施行暴力，严重者晚期可发展成痴呆。还常见被窃妄想和夸大妄想，这可能与老年人因退休孤独，经济水平降低的心理状况有关。

3. 认知功能损害严重

可存在多种认知功能障碍。一般认为，执行功能下降是酒精依赖患者认知损害最突出的特点，主要表现为信息加工速度缓慢、学习和解决问题能力下降、抽象思维能力减弱以及视觉空间能力下降等。严重者可发展为科萨科夫综合征和酒精性痴呆。

4. 躯体并发症多

常涉及消化系统、中枢神经系统、心血管系统。如酒精性肝损害、肝硬化、脑萎缩、痴呆、心电图异常、高血压等。

5. 精神症状易慢性化、迁延化。

与其他人群相比，老年人饮酒相关的精神症状持续时间相对较长，也多合并其他精神、躯体问题。酒精使用还可能会掩盖老年人其他潜在疾病的症状。

二、老年期酒精依赖的治疗

酒精戒断治疗对老年人同样有效。在酒精依赖治疗上，目前主要的指导原则是减轻或消除急性戒断症状以及将复发率降至最低。老年酒精依赖者发生酒精戒断时应密切监测，一般需要在特殊的监测环境中（如戒酒机构或医院）进行戒酒。还需要注意：伴随的躯体疾病可能使老年患者在戒断期间更容易发生并发症，如脱水、营养缺乏、韦尼克脑病、高血压或感染；老年人代谢特点；潜在的药物相互作用；用于酒精戒断及预防复饮的药物可能需要减量。老年患者中，累积的地西泮有过度镇静作用（肝脏对长效活性代谢物的清除率延长）。中等程度半衰期苯二氮䓬类药物，如奥沙西泮或劳拉西泮，应视为中度至重度酒精戒断治疗的一线用药。

在酒精依赖治疗上，目前主要的指导原则是减轻或消除急性戒断症状以及将复发率降至最低。

第四节　多药滥用患者

多药滥用（polydrug abuse）是指非医疗目的滥用两种及以上药物。20世纪80年代之后，多药滥用已成为主要的药物滥用模式。其中，毒品与酒精滥用相结合所带来的医学和社会问题更加值得人们关注。研究发现，在澳大利亚酒精依赖患者中，32%使用大麻，15%使用其他药物。苯丙胺类兴奋剂、氯胺酮的流行，带来了更多的多药滥用可能。

一、临床特点和诊断

多药滥用者将多种类别精神活性物质混合使用，或为追求、体味、强化愉快性主观效应，或为减少或减轻因滥用药物引起的精神、躯体不适与痛苦。这种滥用模式亦会导致复杂的躯体并发症。

酒精常常合并其他药物使用，其滥用形式大概分为两种：一种为酒精依赖者滥用其他药物，另一种为药物依赖者同时饮酒。多药滥用者所使用的药物可能不单单局限于大麻、可卡因、苯丙胺等其中的一种，而是两种或两种以上的药物与酒精的共同使用。这显然给多药滥用的检测和诊断带来困扰。

目前对于多药滥用没有一个统一的诊断标准。流行病学调查也多来自自我报告和问卷。一些人以其中某一问题求治，可能会隐瞒其他药物滥用问题，或者由于长期滥用药物和酒精损害了认知功能，病人不能正确回忆用药形式、种类、剂量、频度等，少报或多报毒品、药品等的用量，给诊断、评估带来困难。临床的尿检筛查在很大程度上支持了这一说法，很多人自己报告的病史与检查结果不尽相同。同时，尿检的阳性结果只能说明近期使用过该物质，而不能说明对该药物产生耐受性或形成躯体依赖。很多毒品名称在民间有不同叫法，以及由于很多新型毒品、合成毒品、调配而成的混合酒、含酒饮料等，其具体成分的不确定性，给诊断也带来一定困扰。

二、治疗原则

诊断的不确定性必然带来治疗的困惑。多药滥用带来的药物相互作用及躯体并发症对治疗提出了更高要求。许多患者存在酒精和其他物质使用障碍共病的可能，但他们往往以其中一种物质依赖求治，但其他物质滥用同样需要引起关注。多药滥用对酒精代谢存在影响，比如苯二氮䓬类与酒精的协同作用；酒精也会影响其他药物代谢，可能导致其他物质使用模式的变化，可能会导致其他物质如阿片类药物的使用增加，停止使用苯二氮䓬类药物可能会增加酒精使用量。

治疗上需要注意药物间协同作用，多药滥用所产生的戒断症状也会较单一药物戒断复杂严重。应注意共病同治的原则，临床医生应注意评估由于使用多种药物造成的危害及增加的并发症风险。应注意酒精会增加中枢神经系统抑制剂的作用，还会增加某些药物对中枢和呼吸等的抑制作用，可能引起呼吸抑制、昏迷和药物过量死亡。

多药滥用往往与以下因素有关：①单用原来药物已经达不到原有快感，需要使用其他药物来提高或加强原有药物的作用；②联合应用别的药物的目的只是减轻或者抵消原来药物的副反应；③因原来使用的药物不能获得而用新的药物替代，从而造成几种药物的联用或者交替使用；④因为效仿而直接学习其他人同时使用多种药物。

基于上述因素，对于多药滥用的治疗方法往往也不是单一的，需要生物－心理－社会医学模式相统一的综合治疗，并且积极加强宣传教育，尤其是加强青少年教育。鼓励对多种滥用物质的同时脱毒或者逐一脱毒治疗。若合并有焦虑、抑郁等情绪问题，也要一并加以治疗。对于合并精神病性症状可以给予抗精神病药物短期联合治疗。同时要注意多种药物联合应用所出现的药物相互作用，比如酒精与苯二氮䓬类药物的相互协同、过度镇静作用等；注意多药联合应用所出现的严重的撤药后戒断反应以及心脑血管病等并发症，并认识到积极脱毒及并发症治疗会取得相对好的效果。

诊断的不确定性必然带来治疗的困惑。多药滥用带来的药物相互作用及躯体并发症对治疗提出了更高要求。

第五节　经血液、体液及性传播疾病感染者

从药理学角度而言，虽然酒精是一种镇静剂，但由于其脱抑制作用，即酒精抑制了大脑皮层对皮层下的抑制作用，增加了危险性行为的发生，如大量饮酒后无保护的性行为、多性伴、高风险饮酒等的发生率明显增加，以及经血液、体液及性传播疾病的感染几率相应增加。

饮酒增加多药滥用的机会，多药滥用者中经血液、体液及性传播疾病的感染几率明显高于普通人群。

饮酒增加多药滥用的机会，多药滥用者中经血液、体液及性传播疾病的感染几率明显高于普通人群。1995 年的一项研究发现，人类免疫缺陷病毒（human immunodeficiency virus，HIV）感染者中有 82% 的人饮酒，其中 41% 为有害饮酒者。美国 2002 年一项关于艾滋病人饮酒情况的调查发现：在 HIV 感染者中，有 53% 的艾滋病患者存在酒精滥用，是一般人群的两倍，提示酒精滥用可能是 HIV 感染高危因素之一。被确诊的与饮酒相关的成年 HIV 感染者中，超过 70% 的人在继续发生危险性行为，其中约三分之一发生性行为时不使用安全套。

此外，酒精有害使用可使经血液传播疾病共病情况进一步恶化。

此外，酒精有害使用可使经血液传播疾病共病情况进一步恶化，如丙型肝炎病毒（HCV）、乙型肝炎病毒（HBV）及人类免疫缺陷病毒（HIV）感染等的共患增多。酒精有害使用影响经血液、体液及性传播疾病（如 HIV、HCV、HBV 等）的治疗及预后。如重度饮酒可降低机体免疫力，影响经血液传播疾病的治疗药物作用、影响营养摄入、导致代谢缺陷等，甚至增加经血液传播疾病的死亡率。

一、临床特点和诊断

酒精依赖和经血液、体液和性传播疾病共患的临床特点是均符合各自的临床表现，没有特殊的临床特点，可参考 ICD-10 诊断标准。注意酒精有害使用与经血液、体液和性传播疾病感染疾病的关联。流行病学史、饮酒史、不安全性生活史、

静脉注射毒品史、输入未经 HIV 抗体检测的血液或血液制品史、HIV 抗体阳性者所生子女或性工作者等具有很高的参考价值。

二、治疗原则

酒精依赖合并经血液、体液和性传播疾病感染者的治疗目标：戒酒，最大限度地抑制病毒的复制，保存和恢复免疫功能，降低病死率和经血液传播疾病的发病率，提高患者的生活质量，减少经血液传播疾病的传播。

酒精依赖合并经血液、体液和性传播疾病中的酒精依赖的治疗较一般酒精依赖者没有特殊之处，治疗中的注意事项有：①积极治疗躯体并发症；②应与患者有充分的交流，让他们了解治疗的必要性、治疗后可能出现的不适、服药后定期检查，以及在发生任何不适时应及时与医务人员联系等；③要得到其家属或朋友的支持，以提高患者的依从性；④要注意各种并发症的治疗，对于各种感染均应进行针对各种病原的抗感染治疗；⑤预防重于治疗，要定期检测高危人群 HIV 抗体等、戒酒、避免不安全的性行为，禁止性乱交，保护易感人群。

酒精依赖合并经血液、体液和性传播疾病者不仅要面对疾病的折磨、死亡的威胁，还要承受来自社会和家庭的压力和歧视，需要加强心理护理。注意倾听患者诉说，建立良好的关系，帮助他们树立起对生活的信心和希望。经血液传播疾病是一种可控的慢性传染病，饮酒是一种高复饮率的疾病，家属应了解疾病相关特征，给患者精神上的支持，帮助他们树立生活的信心。同时注意自我防护，防止经血液、体液和性传播疾病的进一步传播。

酒精依赖合并经血液、体液和性传播疾病感染者的治疗目标：戒酒，最大限度地抑制病毒的复制，保存和恢复免疫功能，降低病死率和经血液传播疾病的发病率，提高患者的生活质量，减少经血液传播疾病的传播。

附录：流程图

图 1 酒精相关障碍处理总流程

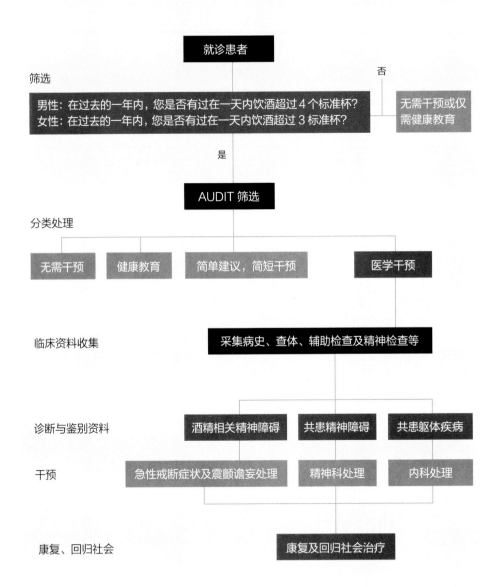

图 2 酒精相关障碍的筛查流程图

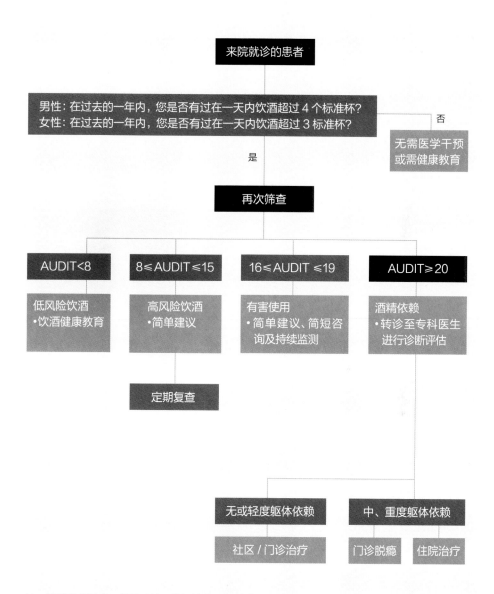

注：饮酒健康教育、简单建议、简短咨询、转诊等具体内容
详见第四章酒精相关障碍的简短干预

图 3 酒精相关障碍的诊断流程图

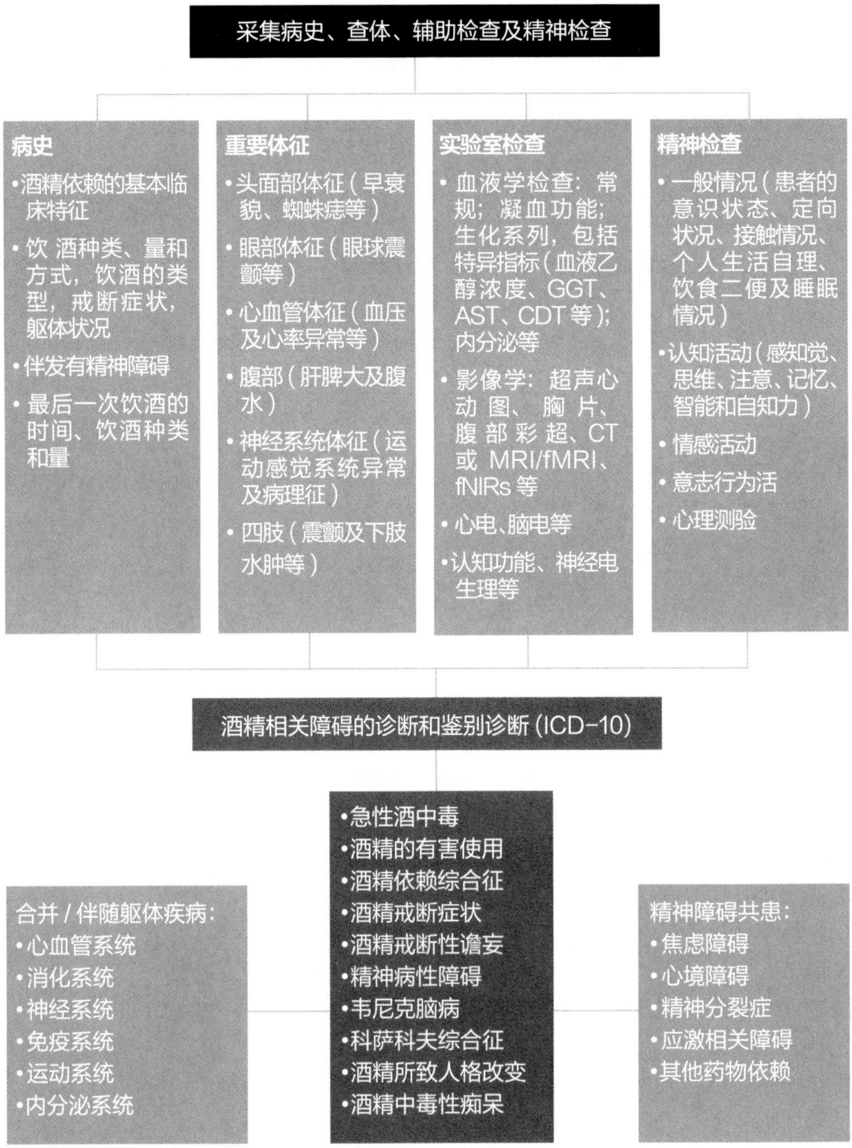

采集病史、查体、辅助检查及精神检查

病史
- 酒精依赖的基本临床特征
- 饮酒种类、量和方式，饮酒的类型，戒断症状，躯体状况
- 伴发有精神障碍
- 最后一次饮酒的时间、饮酒种类和量

重要体征
- 头面部体征（早衰貌、蜘蛛痣等）
- 眼部体征（眼球震颤等）
- 心血管体征（血压及心率异常等）
- 腹部（肝脾大及腹水）
- 神经系统体征（运动感觉系统异常及病理征）
- 四肢（震颤及下肢水肿等）

实验室检查
- 血液学检查：常规；凝血功能；生化系列，包括特异指标（血液乙醇浓度、GGT、AST、CDT等）；内分泌等
- 影像学：超声心动图、胸片、腹部彩超、CT或MRI/fMRI、fNIRs等
- 心电、脑电等
- 认知功能、神经电生理等

精神检查
- 一般情况（患者的意识状态、定向状况、接触情况、个人生活自理、饮食二便及睡眠情况）
- 认知活动（感知觉、思维、注意、记忆、智能和自知力）
- 情感活动
- 意志行为活
- 心理测验

酒精相关障碍的诊断和鉴别诊断 (ICD-10)

- 急性酒中毒
- 酒精的有害使用
- 酒精依赖综合征
- 酒精戒断症状
- 酒精戒断性谵妄
- 精神病性障碍
- 韦尼克脑病
- 科萨科夫综合征
- 酒精所致人格改变
- 酒中毒性痴呆

合并/伴随躯体疾病：
- 心血管系统
- 消化系统
- 神经系统
- 免疫系统
- 运动系统
- 内分泌系统

精神障碍共患：
- 焦虑障碍
- 心境障碍
- 精神分裂症
- 应激相关障碍
- 其他药物依赖

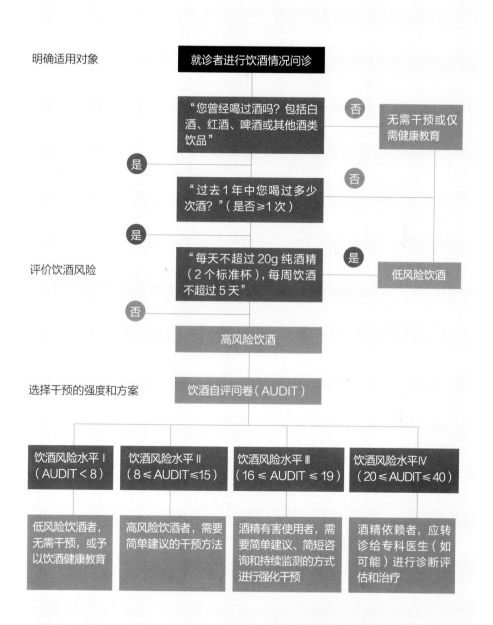

图 4 简短干预流程图

明确适用对象　　就诊者进行饮酒情况问诊

"您曾经喝过酒吗？包括白酒、红酒、啤酒或其他酒类饮品"　　否　　无需干预或仅需健康教育

是

"过去 1 年中您喝过多少次酒？"（是否≥1 次）　　否

是

评价饮酒风险　　"每天不超过 20g 纯酒精（2 个标准杯），每周饮酒不超过 5 天"　　是　　低风险饮酒

否

高风险饮酒

选择干预的强度和方案　　饮酒自评问卷（AUDIT）

饮酒风险水平 I（AUDIT ＜ 8）	饮酒风险水平 II（8 ≤ AUDIT ≤ 15）	饮酒风险水平 III（16 ≤ AUDIT ≤ 19）	饮酒风险水平 IV（20 ≤ AUDIT ≤ 40）
低风险饮酒者，无需干预，或予以饮酒健康教育	高风险饮酒者，需要简单建议的干预方法	酒精有害使用者，需要简单建议、简短咨询和持续监测的方式进行强化干预	酒精依赖者，应转诊给专科医生（如可能）进行诊断评估和治疗

注：饮酒健康教育、简单建议、简短咨询、转诊等具体内容详见第四章酒精相关障碍的简短干预

图5 酒精相关障碍诊断条目

酒精相关障碍的临床诊断和鉴别诊断（ICD-10）

急性酒中毒
- ①用酒精后导致意识水平、认知、知觉、情感或行为或其他心理生理功能和反应的紊乱；②只有在出现中毒但不存在持续更久的酒精有关问题时才能以此为主要诊断
- 若持久使用酒精，则应优先诊断为酒精有害使用、酒精依赖或精神病性障碍

酒精的有害使用
- ①明显的证据证明饮酒已经造成躯体或精神的损害；②已经发现有实质的损害；③持续性饮酒至少已达1个月或在过去12个月内反复发生
- 不符合酒精依赖的诊断标准

酒精依赖
- 过去一年的某些时间内体验过或表现出下列至少3条：①对饮酒的强烈渴望或冲动感；②对饮酒行为的开始、结束及剂量难以控制；③当饮酒被终止或减少时出现生理戒断症状；④因饮酒行动而逐渐忽略其他的快乐或兴趣，在获取、使用酒或从其作用中恢复过来所花费的时间逐渐增加；⑤耐受的依据，必须使用较高剂量的酒才能获得过去较低剂量的效应；⑥固执地饮酒而不顾其明显的危害性后果

酒精戒断综合征
- ①存在停用或减少酒精使用史，至少存在下列3项精神症状：意识障碍；注意力不集中；幻觉或错觉；妄想；记忆减退；判断力减退；焦虑、抑郁、易激惹、情感脆弱；精神运动性兴奋或抑制；睡眠障碍；人格改变。②停用或减少酒精使用时，至少存在下列2项躯体症状或体征：寒战、体温升高；出汗、心率过速或过缓；肢体抖动；流泪、流涕、打哈欠；瞳孔扩大或缩小；全身疼痛；恶心、呕吐、厌食、或食欲增加；腹痛、腹泻；粗大震颤或抽搐。③患者戒断症状的严重程度与所用酒年限和剂量有关，再次使用酒精可缓解上述症状

震颤谵妄
- ①意识障碍，注意力涣散，定向障碍；②生动鲜明的视幻觉或错觉，内容丰富，大多为小动物和各种各样的昆虫在爬行，也可出现幻听、幻触等，如听到辱骂声、威胁性言语，或蚁走感或针刺、刀割感等；③兴奋躁动、激越、焦虑、恐惧等表现，甚至出现攻击行为；④躯干、四肢、舌及全身出现粗大震颤；⑤自主神经系统症状：瞳孔扩大、心动过速、血压升高、发热、大汗、潮红、恶心呕吐，腹泻或便秘等

精神病性障碍	慢性酒精中毒在意识清晰状态下：①生动的幻觉，常为听幻觉，也可涉及多种感官的幻觉；②妄想状态，以嫉妒和被害妄想为主；③精神运动性兴奋或抑制，也可出现木僵状态；④情感障碍，可从极度恐惧到销魂状态；⑤急性期停止饮酒后，精神病性症状持续时间较短，典型病例在1个月内至少部分缓解，6个月内痊愈
韦尼克脑病	①患者有长期酗酒史、营养不良等病史；②临床表现以持续的眼球运动异常、共济失调、精神错乱三联征为特征；③维生素 B₁ 治疗有效

科萨可科综合征	①存在长期性高剂量使用酒精的客观依据；②表现为近记忆障碍，学习新知识困难；③无即刻回忆损害、意识障碍及广泛的认知损害；④时间感受障碍表现为错构或虚构（不是诊断的必需条件）；⑤情感活跃或欣快、淡漠、缺乏始动性继发人格改变（不是诊断的必需条件）
	排除器质性遗忘综合征（非酒精和其他精神活性物质所致）、有明显记忆损害的其他器质性遗忘综合征（例如痴呆或谵妄）、抑郁性障碍等

酒精所致人格障碍	饮酒前后性格特征的改变，排除灾难经验后的持久的人格改变以及其他精神病后的人格改变，或其他非酒精性的脑器质性人格改变

酒精中毒性痴呆	临床资料显示，记忆障碍与酒精持续作用相关；终止饮酒3周以上，痴呆症状仍然存在；且功能损害至少6个月以上，可以诊断本症
	判断是否痴呆时，应避免假阳性

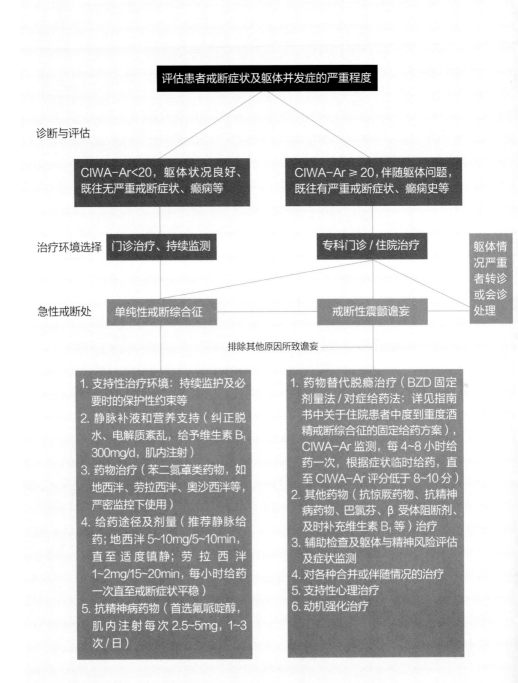

图 6 酒精依赖综合征、单纯性戒断 / 伴有谵妄的酒精戒断的治疗

评估患者戒断症状及躯体并发症的严重程度

诊断与评估

CIWA-Ar<20，躯体状况良好、既往无严重戒断症状、癫痫等

CIWA-Ar ≥ 20，伴随躯体问题，既往有严重戒断症状、癫痫史等

治疗环境选择　门诊治疗、持续监测

专科门诊 / 住院治疗

躯体情况严重者转诊或会诊处理

急性戒断处　单纯性戒断综合征

戒断性震颤谵妄

排除其他原因所致谵妄

1. 支持性治疗环境：持续监护及必要时的保护性约束等
2. 静脉补液和营养支持（纠正脱水、电解质紊乱，给予维生素 B_1 300mg/d，肌内注射）
3. 药物治疗（苯二氮䓬类药物，如地西泮、劳拉西泮、奥沙西泮等，严密监控下使用）
4. 给药途径及剂量（推荐静脉给药；地西泮 5~10mg/5~10min，直至适度镇静；劳拉西泮 1~2mg/15~20min，每小时给药一次直至戒断症状平稳）
5. 抗精神病药物（首选氟哌啶醇，肌内注射每次 2.5~5mg，1~3 次 / 日）

1. 药物替代脱瘾治疗（BZD 固定剂量法 / 对症给药法：详见指南书中关于住院患者中度到重度酒精戒断综合征的固定给药方案），CIWA-Ar 监测，每 4~8 小时给药一次，根据症状临时给药，直至 CIWA-Ar 评分低于 8~10 分）
2. 其他药物（抗惊厥药物、抗精神病药物、巴氯芬、β 受体阻断剂、及时补充维生素 B_1 等）治疗
3. 辅助检查及躯体与精神风险评估及症状监测
4. 对各种合并或伴随情况的治疗
5. 支持性心理治疗
6. 动机强化治疗

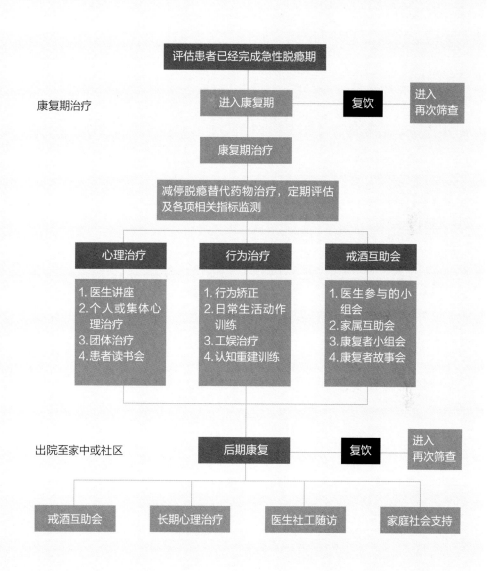

附录：量表

1. 酒精使用障碍筛查量表（AUDIT）
2. 临床机构酒精依赖戒断评估表（CIWA-Ar）
3. 精神活性物质使用问题筛查量表（ASSIST）
4. 酒精依赖筛查自评问卷（CAGE）
5. 密歇根酒精依赖筛查量表（MAST）
6. 酒精依赖量表（ADS）
7. 饮酒者后果清单
8. 标准杯

量表一：酒精使用障碍筛查量表（AUDIT）

1 个标准杯 = 10g 纯酒精   1 瓶 750ml 葡萄酒 = 9 个标准杯

1 瓶啤酒 = 2 个标准杯   1 瓶 500ml 黄酒（米酒）= 6 个标准杯

50g(1 两)52 度白酒 = 2 个标准杯   50g(1 两)45 度白酒 = 1.8 个标准杯

50g(1 两)38 度白酒 = 1.5 个标准杯   饮酒的克数 = 饮酒毫升数 × 酒精度数 ×0.8

请在选择的答案后面的方框上标记相应的数字

序号	条目内容	评分
❶ 近一年来，您多长时间喝一次酒？	0=从未喝过； 1=每月1次或不到1次； 2=每月2~4次； 3=每周2~3次； 4=每周4次或更多	☐
❷ 近一年来，一般情况下您一天喝多少酒？	0=半瓶啤~1瓶啤酒；38度白酒50~55g(1两到1两半)；52度白酒25~50g(5钱到1两)； 1=1瓶半~2瓶啤酒；38度白酒100~125g(2两到2两半)；52度白酒75~100g(1两半到2两)； 2=2瓶半~3瓶啤酒；38度白酒175~200g(3两半到4两)；52度白酒125~150g(2两半到3两)； 3=3瓶半~4瓶半啤酒；38度白酒225~300g(4两半到6两)；52度白酒175~225g(3两半到4两半)； 4=5瓶啤酒或更多；38度白酒350g(7两)或更多；52度白酒250g(半斤)或更多	☐
❸ 近一年来，您一次喝酒达到或超过 3 瓶啤酒或 150g(3 两)52 度白酒的情况多长时间出现一次？	0=从未有过； 1=每月不到1次； 2=每月1次； 3=每周1次； 4=每天1次或几乎每天1次	☐
❹ 近一年来，您发现自己一喝酒就停不下来的情况多长时间出现一次？	0=从未有过； 1=每月不到1次； 2=每月1次； 3=每周1次； 4=每天1次或几乎每天1次	☐

❺ 近一年来，您发觉因为喝酒而耽误事的情 况多长时间出现一次？

0=从未有过；
1=每月不到1次；
2=每月1次；
3=每周1次；
4=每天1次或几乎每天1次

☐

❻ 近一年内，您在大量饮酒后早晨第一件事 是需要再喝酒才能提起精神来的情况多长 时间出现一次？

0=从未有过；
1=每月不到1次；
2=每月1次；
3=每周1次；
4=每天1次或几乎每天1次

☐

❼ 近一年来，您酒后感到自责或后悔的情况 多长时间出现一次？

0=从未有过；
1=每月不到1次；
2=每月1次；
3=每周1次；
4=每天1次或几乎每天1次

☐

❽ 近一年来，您由于饮酒以至于想不起前一 天所经历的事情的情况多长时间出现一 次？

0=从未有过；
1=每月不到1次；
2=每月1次；
3=每周1次；
4=每天1次或几乎每天1次

☐

❾ 您曾因为喝酒弄伤过自己或别人吗？

0=没有过；
2=是的，但近1年没有；
4=是的，近1年有过

☐

❿ 您的亲戚朋友、医生或别的保健人员曾经 担心您的喝酒情况或者劝您要少喝一些 吗？

0=没有过；
2=是的，但近1年没有；
4=是的，近1年有过

☐

总分

评分标准

每个问题的计分从 0~4 分。第 9 和第 10 个问题只有 3 个选项，分别计为 0、2 和 4 分。AUDIT 得分 区间为 0~40 分。根据 AUDIT 得分高低将饮酒者划分为 4 个饮酒风险水平分区，即饮酒风险水平 I、II、 III、IV 区。AUDIT 得分低于 8 为饮酒风险水平 I 区（WHO 建议将 65 岁以上的饮酒者的 AUDIT 分界 值定为 7 分），得分在 8~15 分之间为饮酒风险水平 II 区，得分在 16~19 分之间为饮酒风险水平 III 区， 得分 20~40 分之间为饮酒风险水平 IV 区。

量表二：临床机构酒精依赖戒断评估表（CIWA-Ar）

序号	条目内容	评分
❶ **恶心和呕吐** 询问：您是否感到胃里恶心？ 您吐过吗？ 根据观察综合评分	0=没有恶心和呕吐； 1=轻微恶心，没有呕吐； 4=间断恶心和干呕； 7=经常恶心，频繁干呕和呕吐	☐
❷ **震颤** 动作：双臂伸直，手指展开 根据观察综合评分	0=没有震颤； 1=看不到震颤，但用手指能感觉到； 4=中度震颤，患者双臂伸平时能看到； 7=重度，即使双臂不伸直时也看到震颤	☐
❸ **出汗** 根据观察综合评分	0=看不到出汗； 1=少量出汗，但手掌潮湿； 4=前额明显看到汗珠； 7=大汗淋漓	☐
❹ **触觉障碍** 询问：您是否感觉到皮肤痒、针刺、灼烧或麻木感，或者皮肤上或皮肤底下像有虫子爬？ 根据观察综合评分	0=没有 1=非常轻微的瘙痒、针刺、灼烧、麻木或虫爬感； 2=轻度瘙痒、针刺、灼烧、麻木或虫爬感； 3=中度瘙痒、针刺、灼烧、麻木或虫爬感； 4=中度严重的触幻觉； 5=重度严重的触幻觉； 6=极为严重的触幻觉； 7=持续的触幻觉	☐
❺ **听觉障碍** 询问：您感到周围有奇怪的声音吗？ 它们刺耳吗？ 这些声音令您很不舒服吗？ 您对这些声音感到害怕吗？ 您听到什么让您心神不宁，打扰您的声音了吗？ 您听到一些您知道不存在的声音吗？ 根据观察综合评分	0=不存在声音； 1=非常轻度刺耳或可以引起恐惧； 2=令人感到轻度刺耳或恐惧轻微； 3=中度令人感到刺耳或恐惧； 4=中度严重的幻听； 5=严重的听幻觉； 6=极为严重的听幻觉； 7=持续的听幻觉	☐

❻ 视觉障碍
问：您感到眼前的光线比以前看到的亮吗？
您感到颜色与以前您看到有什么不同吗？
您看到的这些东西使您的眼睛不舒服吗？
您看到什么让您心神不宁的东西了吗？
您看到一些您知道不存在的东西吗？
根据观察综合评分

0= 不存视幻觉；
1= 极轻微的感觉到不适；
2= 轻度的不适；
3= 中度的不适；
4= 中度严重的视幻觉；
5= 重度严重的视幻觉；
6= 极为严重的视幻觉；
7= 持续的视幻觉

☐

❼ 焦虑
问：您感到紧张吗？
根据观察综合评分

0= 没有焦虑，比较放松；
1= 轻微焦虑；
4= 中度的焦虑；
7= 类似于严重谵妄或急性分裂样反应的急性惊恐状态

☐

❽ 激越
根据观察综合评分

0=正常行为；
1=比正常行为稍有过分；
4=中度的心神不安或坐立不安；
7=在交谈的绝大部分时间里来回走动，或行为粗鲁，经常观察到患者来回走动

☐

❾ 头疼、头胀
询问：您感觉到头不舒服吗？
您是不是感到头部有像带子绑着一样的紧箍感？

注意：本条目不评定头晕或头重脚轻、眼花的感觉，但是要评定头胀的严重程度

0=不存在；
1=极轻微；
2=轻度；
3=中度；
4=中度严重；
5=严重；
6=非常严重；
7=极为严重

☐

❿ 定向力和感觉的清晰度
询问：今天是几月几号？
您在哪里？
我是谁？

0=完整定向力，能够作连续加法；
1=不能够作连续加法，对日期也不确定；
2=时间定向错误，但错误不超过两天；
3=时间定向错误，且错误超过两天；
4=地点或人物定向错误

☐

总分

评分标准

总分 7~9 分为轻度，总分在 10~18 为中度，>18 分为重度。

量表三：精神活性物质使用问题筛查量表（ASSIST）

评定者编号：　　　　　　　治疗机构：

患者编号：　　　　　　　　访谈日期：

指导语：（请将下列内容告诉患者，根据当地情况可以做适当修改。）

（许多药品和麻醉品都可能影响到您的健康，因此让卫生工作人员准确了解您的物质使用情况是非常重要的，这样可以帮助他们更好地为您提供相关医疗服务。）

下列问题是了解您在一生中及最近三个月内使用酒精、烟草和其他麻醉剂的情况。这些物质可以是通过烟吸、吞服、鼻吸、注射方式使用的，也可以是通过药丸形式服用的（出示答题卡上的精神活性物质）。

卡片中的某些物质可能是通过医生处方获取（如镇静剂、镇痛剂、苯丙胺类药物等）。我们的访谈将不记录医生的处方药。然而，如果您是非处方情况下服用此类药物，或者服用次数及剂量高于处方量，请告诉研究人员。同时我们也希望了解您使用其他非法物质的情况。我们对您提供的所有信息将严格保密。

注意：提问前，请向患者提供 ASSIST 答题卡

问题 1

在您一生中，您曾经使用过下列哪些物质？（非医疗使用）	否	是
a. 烟草产品（香烟、咀嚼类烟草、雪茄等）	0	3
b. 酒精饮料（啤酒、葡萄酒、黄酒、白酒等其他酒类饮料）	0	3
c. 大麻	0	3
d. 可卡因	0	3
e. 苯丙胺类兴奋剂（麻古、减肥药、摇头丸、冰毒等）	0	3
f. 吸入剂（笑气或一氧化二氮、胶水、汽油、涂料稀释剂等）	0	3
g. 镇静安眠剂（苯二氮䓬类药物）	0	3
h. 致幻剂（如 K 粉等）	0	3
i. 阿片类（海洛因、哌替啶、吗啡、美沙酮、可待因等）	0	3
j. 其他，请具体说明：	0	3

请确认是否所有回答都是否定的，可以试着问："甚至在学生时期也没有使用过吗？"如果所有答案都是否定的，谈话可以就此停止；如果其中任何一条回答是肯定的，请根据所使用的物质继续回答问题。

问题 2

在最近三个月内，您使用以下物质的频率（第一种、第二种等）	从来没有	一两次	每月一次	每周一次	几乎每天
a. 烟草产品（香烟、咀嚼类烟草、雪茄等）	0	2	3	4	6
b. 酒精饮料（啤酒、葡萄酒、黄酒、白酒等其他酒类饮料）	0	2	3	4	6
c. 大麻	0	2	3	4	6
d. 可卡因	0	2	3	4	6
e. 苯丙胺类兴奋剂（麻古、减肥药、摇头丸、冰毒等）	0	2	3	4	6
f. 吸入剂（笑气或一氧化二氮、胶水、汽油、涂料稀释剂等）	0	2	3	4	6
g. 镇静安眠剂（苯二氮䓬类药物）	0	2	3	4	6
h. 致幻剂（如 K 粉等）	0	2	3	4	6
i. 阿片类（海洛因、哌替啶、吗啡、美沙酮、可待因等）	0	2	3	4	6
j. 其他，请具体说明：	0	2	3	4	6

如果问题 2 中所有条目均回答否，可以跳至问题 6；如果在近三个月内使用过问题 2 中的任何一种药物，请继续回答问题 3、4 和 5。

问题 3

在过去的三个月内，您出现一次对某种物质强烈渴望或者急切地要使用等情况的频率如何（第一种、第二种等）?	从来没有	一两次	每月一次	每周一次	几乎每天
a. 烟草产品（香烟、咀嚼类烟草、雪茄等）	0	2	3	4	6
b. 酒精饮料（啤酒、葡萄酒、黄酒、白酒等其他酒类饮料）	0	2	3	4	6
c. 大麻	0	2	3	4	6
d. 可卡因	0	2	3	4	6
e. 苯丙胺类兴奋剂（麻古、减肥药、摇头丸、冰毒等）	0	2	3	4	6
f. 吸入剂（笑气或一氧化二氮、胶水、汽油、涂料稀释剂等）	0	2	3	4	6
g. 镇静安眠剂（苯二氮䓬类药物）	0	2	3	4	6
h. 致幻剂（如 K 粉等）	0	2	3	4	6
i. 阿片类（海洛因、哌替啶、吗啡、美沙酮、可待因等）	0	2	3	4	6
j. 其他，请具体说明：	0	2	3	4	6

问题 4					
在过去的三个月内，您因使用某种物质（第一种、第二种等）导致健康、社会、法律或者经济问题的频率如何？	从来没有	一两次	每月一次	每周一次	几乎每天
a. 烟草产品（香烟、咀嚼类烟草、雪茄等）	0	2	3	4	6
b. 酒精饮料（啤酒、葡萄酒、黄酒、白酒等其他酒类饮料）	0	2	3	4	6
c. 大麻	0	2	3	4	6
d. 可卡因	0	2	3	4	6
e. 苯丙胺类兴奋剂（麻古、减肥药、摇头丸、冰毒等）	0	2	3	4	6
f. 吸入剂（笑气或一氧化二氮、胶水、汽油、涂料稀释剂等）	0	2	3	4	6
g. 镇静安眠剂（苯二氮䓬类药物）	0	2	3	4	6
h. 致幻剂（如 K 粉等）	0	2	3	4	6
i. 阿片类（海洛因、哌替啶、吗啡、美沙酮、可待因等）	0	2	3	4	6
j. 其他，请具体说明：	0	2	3	4	6

问题 5					
在过去的三个月内，因为使用某种物质导致您没能做本该做的一些事情，您发生这种情况的频率如何（第一种、第二种等）？	从来没有	一两次	每月一次	每周一次	几乎每天
a. 烟草产品（香烟、咀嚼类烟草、雪茄等）	0	2	3	4	6
b. 酒精饮料（啤酒、葡萄酒、黄酒、白酒等其他酒类饮料）	0	2	3	4	6
c. 大麻	0	2	3	4	6
d. 可卡因	0	2	3	4	6
e. 苯丙胺类兴奋剂（麻古、减肥药、摇头丸、冰毒等）	0	2	3	4	6
f. 吸入剂（笑气或一氧化二氮、胶水、汽油、涂料稀释剂等）	0	2	3	4	6
g. 镇静安眠剂（苯二氮䓬类药物）	0	2	3	4	6
h. 致幻剂（如 K 粉等）	0	2	3	4	6
i. 阿片类（海洛因、哌替啶、吗啡、美沙酮、可待因等）	0	2	3	4	6
j. 其他，请具体说明：	0	2	3	4	6

对于所有使用过的物质，了解问题 6、7 中的情况（即那些在"问题 1"中注明"是"的物质）。

问题 6

您的朋友、亲戚或者其他什么人曾经对您使用某种物质的情况表示过关心吗（第一种、第二种等）？	从来没有	过去三个月有	有，三个月前
a. 烟草产品（香烟、咀嚼类烟草、雪茄等）	0	6	3
b. 酒精饮料（啤酒、葡萄酒、黄酒、白酒等其他酒类饮料）	0	6	3
c. 大麻	0	6	3
d. 可卡因	0	6	3
e. 苯丙胺类兴奋剂（麻古、减肥药、摇头丸、冰毒等）	0	6	3
f. 吸入剂（笑气或一氧化二氮、胶水、汽油、涂料稀释剂等）	0	6	3
g. 镇静安眠剂（苯二氮䓬类药物）	0	6	3
h. 致幻剂（如 K 粉等）	0	6	3
i. 阿片类（海洛因、哌替啶、吗啡、美沙酮、可待因等）	0	6	3
j. 其他，请具体说明：	0	6	3

问题 7

您是否曾经试图控制、减量或停止使用某种物质，而最终却失败了（第一种、第二种等）？	从来没有	过去三个月有	有，三个月前
a. 烟草产品（香烟、咀嚼类烟草、雪茄等）	0	6	3
b. 酒精饮料（啤酒、葡萄酒、黄酒、白酒等其他酒类饮料）	0	6	3
c. 大麻	0	6	3
d. 可卡因	0	6	3
e. 苯丙胺类兴奋剂（麻古、减肥药、摇头丸、冰毒等）	0	6	3
f. 吸入剂（笑气或一氧化二氮、胶水、汽油、涂料稀释剂等）	0	6	3
g. 镇静安眠剂（苯二氮䓬类药物）	0	6	3
h. 致幻剂（如 K 粉等）	0	6	3
i. 阿片类（海洛因、哌替啶、吗啡、美沙酮、可待因等）	0	6	3
j. 其他，请具体说明：	0	6	3

问题8	从来没有	过去三个月有	有，三个月前
您是否曾经注射使用过某种物质（非医疗目的使用）？	0	2	1

结果分析

ASSIST 的统计量是一个总分量表，计算某种具体物质使用的分数时，把问题 2~7 中的某种物质使用（a 到 j 列出）所得的分数加起来，就得到某种物质使用的评分，不能把问题 1 与问题 8 所得的分数计算在内。例如大麻使用的评分为：问题 2C+ 问题 3C + 问题 4C + 问题 5C + 问题 6C + 问题 7C。注意：问题 5 对烟草使用无评分，所以烟草使用问题的评分为：问题 2C+ 问题 3C + 问题 4C + 问题 6C + 问题 7C。

ASSIST 评分记录表 记录某种物质使用的评分	不需要干预	简要干预	进一步强化干预
a. 烟草产品	0~3	4~26	≥ 27
b. 酒精	1	11~26	≥ 27
c. 大麻	0~3	4~26	≥ 27
d. 可卡因	0~3	4~26	≥ 27
e. 苯丙胺类兴奋剂	0~3	4~26	≥ 27
f. 吸入剂	0~3	4~26	≥ 27
g. 镇静安眠剂	0~3	4~26	≥ 27
h. 致幻剂	0~3	4~26	≥ 27
i. 阿片类	0~3	4~26	≥ 27
j. 其他	0~3	4~26	≥ 27

ASSIST 的总分表示患者一生中和最近三个月两个时间段在烟草、酒精、镇静安眠药、大麻、阿片类、可卡因、致幻剂、苯丙胺、其他药物 9 种常见的精神活性物质使用存在的危险行为及问题。对于患者的干预方法取决于患者某种物质使用的分数。临床意义判断：根据对每个 ASSIST 访谈问卷回答进行不同评分，对每种精神活性物质使用的筛查结果总分可分为低、中、高三种风险水平。0~3 分（酒精：0~10 分）为低风险，意味着您目前的精神活性物质使用方式对您的健康与其他问题风险较低；4~26 分（酒精：11~26 分）为中风险，意味着您目前的精神活性物质使用方式对您的健康与其他问题有危险；≥ 27 分为高风险，意味着您处于高度危险中，您目前的精神活性物质使用引起了您在健康、社会、经济、法律、人际关系方面的严重问题，很可能存在依赖。ASSIST 的评分作为下一步简要干预的基础。

量表四：酒精依赖筛查自评问卷（CAGE）

序号	条目内容	是	否
❶	您有没有觉得需要戒酒 (cut down)?	1	0
❷	当别人问到您的饮酒情况时，您是否感到不高兴 (annoyed)?	1	0
❸	您对自己的饮酒问题是不是感到内疚、自责 (guilty)?	1	0
❹	您是不是一睁开眼就需要喝酒 (eye opener)?	1	0
总计			

计分说明：得分 ≥ 2 分，酒依赖筛查为阳性。

量表五：密歇根酒精依赖筛查量表（MAST）

密歇根酒精依赖筛查量表 (Michigan Alcoholism Screening Test, MAST) 由 Selzer 等于 1971 年编制，为一结构化定量评估工具。主要用于筛查及诊断酒精依赖患者以及评估饮酒有关的问题。MAST 简便易行，仅需要 10 分钟左右的时间完成此量表的调查。MAST 已广泛应用于对酒精依赖、酒后驾车、社交或问题饮酒、药物滥用、精神疾病、内科疾病等各种人群的调查，常用于流行病学研究。以下介绍主要参考郝伟的中译本稍作修改。

【项目和评分标准】

MAST 为一自评问卷，包括 25 个条目，每个条目均只有"是"或"否"两种选择，受试者根据自己的实际情况只能作出一种选择。MAST 中的第一个条目（序号 0）为引入性问题，其余 24 条均为饮酒者常见的问题，包括躯体依赖、心理依赖，饮酒对心理、躯体、职业功能和社交功能的影响等。

【评定注意事项】

- MAST 为自评量表，为确保评定结果的可信度，评定前必须将评定的目的和要求向受试者讲解清楚，然后请受试者仔细阅读每一条目，根据自己的实际情况作出回答，文盲或低教育者可由评定者逐条念给他 / 她听。

- 量表作者认为，第一条（序号 0）"您经常爱喝酒吗？"可作为筛选题，即只有此项目回答"是"者方有必要填写本表的以下内容。为防止漏查，评定者可先问受试者："您喝过酒吗？"，只有肯定回答者才需要填写此表。

- 填写完成后，需检查是否漏项或者重复。

- 评定的时间范围应包括现在和以往的全部时间。

序号	条目内容	是	否	计分
❶	您经常爱喝酒吗？ 回答"是"方有必要填写本表的以下内容	☐	☐	
❷	您认为您的饮酒习惯正常吗？	☐	☐	☐
❸	您曾有过头天晚上喝酒，次日醒来想不起头晚经历的一部分事情吗？	☐	☐	☐
❹	您的配偶、父母或其他近亲曾对您饮酒感到担心或抱怨吗？	☐	☐	☐
❺	当您喝了 1~2 杯酒后，您能不费力就克制自己停止饮酒吗？	☐	☐	☐
❻	您曾对饮酒感到内疚吗？	☐	☐	☐
❼	您的亲友认为您饮酒的习惯正常吗？	☐	☐	☐
❽	当您打算不喝酒的时候，您可以做到吗？	☐	☐	☐
❾	您参加过戒酒的活动吗？	☐	☐	☐
❿	您曾在饮酒后与人斗殴吗？	☐	☐	☐
⓫	您曾因饮酒问题而与配偶、父母或其他近亲之间产生矛盾吗？	☐	☐	☐
⓬	您的配偶（或其他家庭成员）曾为您饮酒的事情而求助他人吗？	☐	☐	☐
⓭	您曾因饮酒而导致与好友分手吗？	☐	☐	☐
⓮	您曾因饮酒而在工作、学习上出过问题吗？	☐	☐	☐
⓯	您曾因饮酒受到过处分、警告或被开除吗？	☐	☐	☐
⓰	您曾因饮酒而持续两天以上耽误工作或不照顾家庭吗？	☐	☐	☐
⓱	您经常在上午饮酒吗？	☐	☐	☐
⓲	医生曾说您的肝脏有问题或有肝硬化吗？	☐	☐	☐
⓳	在大量饮酒后，您曾出现震颤谵妄或严重震颤或幻听幻视吗？	☐	☐	☐
⓴	您曾因为饮酒引起的问题去求助他人吗？	☐	☐	☐
㉑	您曾因为饮酒引起的问题而住过院吗？	☐	☐	☐
㉒	您曾因为饮酒引起的问题而在精神病院或综合医院精神科住过院吗？	☐	☐	☐
㉓	您曾因饮酒导致情绪问题而求助于精神科、其他医生、社会工作者、心理咨询人员吗？	☐	☐	☐
㉔	您曾因饮酒后或醉后驾车而被拘留吗？（如有过，共多少次？）	☐	☐	☐
㉕	您曾因其他的饮酒行为而被拘留几小时吗？（如有过，共多少次？）	☐	☐	☐
总分				☐☐

结果分析

MAST 的统计量包括总分和 5 个分量表，每一条目记分标准并不一致，题 (0) 不记分，其他条目根据每条的实际回答按照以下标准评分，然后计算出总分和各分量表分数。

项目	选择	记分	项目	选择	记分	项目	选择	记分	项目	选择	记分
❶	是	0	❼	是	0	⓭	是	2	⓳	是	5
	否	2		否	2		否	0		否	0
❷	是	2	❽	是	5	⓮	是	2	⓴	是	5
	否	0		否	0		否	0		否	0
❸	是	1	❾	是	1	⓯	是	2	㉑	是	2
	否	0		否	0		否	0		否	0
❹	是	0	❿	是	2	⓰	是	1	㉒	是	2
	否	2		否	0		否	0		否	0
❺	是	1	⓫	是	2	⓱	是	2	㉓	是	（每次计2分）
	否	0		否	0		否	0		否	0
❻	是	0	⓬	是	2	⓲	是		㉔	是	（每次计2分）
	否	2		否	0		否	0		否	0

否定回答为 0 分，肯定回答如为震颤谵妄记为 5 分，其他记为 2 分

MAST 的总分表示饮酒有关问题的严重程度，临床意义判断：0 分表示无饮酒有关问题；≤ 3 分可视作尚无问题，无临床意义；4 分为可能或可疑的酒精依赖对象；5~6 分表示存在轻度酒精依赖问题；7~25 分表示存在中度酒精依赖问题；26~39 分表示存在较重酒精依赖问题；40~53 表示存在严重酒精依赖问题。

MAST 共包括五个分量表。①自我或他人所认识到的饮酒问题：包括项目 1、3、4、5、6、7、15 共 7 个条目，分量表 I 的内部一致性达 0.82，高分表示饮酒者对饮酒的失控感到焦虑不安，低分表示认为自己是个正常饮酒者，没有因为喝酒而放弃家庭和工作的责任和义务，对饮酒行为无内疚感，注意低分者应排除否认、撒谎等因素的影响。②工作、社会问题：包括项目 9、12、13、14、18、23、24 共 7 个条目，分量表的内部一致性为 0.76，主要反映因饮酒而导致的人际冲突、工作和法律问题，高分者表示在社会及工作中存在矛盾和冲突。③因饮酒问题寻求帮助：包括项目 8、19、20、21、22 共 5 个条目，分量表的内部一致性为 0.75，高分者表示因饮酒出现躯体和心理问题，需要求助于专业机构、专业人员。④婚姻、家庭问题：包括项目 3、10、11 共 3 个条目，分量表的内部一致性为 0.58，高分表示存在婚姻、家庭的矛盾与冲突。⑤肝脏疾患：仅包括项目 17 这一个条目，阳性回答者表示因饮酒导致了肝脏疾患。

【评价】

国内尚无应用本量表的系统报告，国外报告认为，MAST 实施方便、简单易行，为较好的筛查工具，可用于流行病学调查，或在易感人群（如精神科门诊病人）中应用。许多大样本临床研究证实 MAST 具有较好的一致性和敏感性，MAST 的内部一致性为 0.90，以总分 5 分为界，检出酒依赖患者的灵敏度达 98%；但假阳性较多，准确度只能达到中等满意度。MAST 作为筛查工具，主要要求高灵敏度，以免遗漏可能的病例，对检出的阳性对象，则应进一步检查确定，方能确定为真正的"病例"。

量表六：酒精依赖量表（ADS）

姓名 _____ 年龄 ____ 性别 ____ 调查日期 _____ 年 ___ 月 ___ 日

(ADS) 指导语：①仔细阅读每一个问题及所提供相应的答案，请选择一个最符合您实际情况的答案，并在相应的答案上画圈；②请认真考虑，尽快回答所有问卷；③如有什么不明白的问题，请向调查者询问。

以下的问题是指您一年来的实际情况。

❶ 最近一次喝酒时，您喝了多少？
　a. 未过量或刚够量　b. 喝醉了　c. 喝得烂醉

❷ 您经常在节日或周末喝醉后，次日早晨仍头痛、恶心、全身不适（宿醉）？
　a. 不是　b. 是的

❸ 您在醒酒后手抖吗？
　a. 不　b. 有时　c. 几乎每次都有

❹ 由于喝酒的原因，您曾自感不舒服（如恶心、胃痛）？
　a. 不　b. 有时　c. 几乎每次喝酒都有

❺ 您曾有过震颤谵妄吗（震颤谵妄指听到不存在的声音，看到不存在的东西，感到非常不安、焦虑、激动、手抖等）？
　a. 没有　b. 有过一次　c. 一次以上

❻ 当您喝酒时，曾有过动作不稳、步履蹒跚、说话不清吗？
　a. 没有　b. 有时　c. 经常

❼ 由于喝酒的原因，您曾感到全身潮热、出汗吗？
　a. 没有　b. 仅有一次　c. 一次以上

❽ 由于喝酒的原因，您曾看见实际不存在的东西吗？
　a. 没有　b. 仅有一次　c. 一次以上

❿ 您曾因需要喝酒，但又得不到酒喝而惊慌不安吗？
　a. 没有　b. 是的

❿ 您曾经有过在喝酒之后丧失了一段记忆（当时并没有喝得烂醉不醒）吗？
　a. 没有　b. 有时　c. 经常　d. 几乎在每次喝酒之后

⓫ 您外出时带着酒瓶子或把酒放在您的近处吗？
　a. 不　b. 有时　c. 几乎每次都是

⓬ 在戒酒后您是否以再次大量饮酒而失败告终吗？
　a. 否　b. 有时　c. 几乎每次都是

⑬ 在过去的 12 个月里，您曾否有过喝得烂醉吗？
　　a. 否　　b. 有时　　c. 一次以上

⑭ 在喝酒后有过抽搐吗？
　　a. 否　　b. 仅一次　　c. 一次以上

⑮ 您时时刻刻都想喝酒吗？
　　a. 否　　b. 是

⑯ 在大量饮酒之后，您的脑子思维变得糊里糊涂、不清楚吗？
　　a. 否　　b. 是，但仅有几小时　　c. 是，有一两天　　d. 是，有好几天

⑰ 由于喝酒的原因，您觉得心跳得很快吗？
　　a. 否　　b. 是

⑱ 您脑子里是否不断地想着喝酒吗？
　　a. 否　　b. 是

⑲ 由于喝酒，您曾"听"到过实际不存在的声音吗？
　　a. 否　　b. 仅一次　　c. 一次以上

⑳ 当您喝酒时，是否有过惊异和惊恐的感觉吗？
　　a. 否　　b. 一两次　　c. 经常有

㉑ 由于喝酒的原因，您是否曾有过蚂蚁或小虫在您身上爬的感觉吗？
　　a. 否　　b. 仅一次　　c. 一次以上

㉒ 您曾有过试图降低饮酒量，但以失败而告终的经历吗？
　　a. 否　　b. 仅一次　　c. 一次以上

㉓ 您是否喝酒喝得很快，连续几杯一饮而尽吗？
　　a. 否　　b. 是

㉔ 在喝几杯后，您能够停止不喝吗？
　　a. 是　　b. 否

㉕ 关于酒后丧失一段记忆？
　　a. 从未有过
　　b. 有，丧失记忆的时间超过一个小时
　　c. 有，丧失记忆的时间超过几个小时
　　d. 有，丧失记忆的时间一天以上

《酒精依赖量表》是一种自评量表，主要着眼于核心的依赖综合征，包括 25 个项目，需要大约 6 分钟完成。它着重评估过去一年内的症状，如果总分达到或超过 9 分，则提示酒精依赖。

量表七：饮酒者后果清单

以下是饮酒者可能经历的事件，请仔细阅读，先根据您的情况圈出相应的数字（0= 否，1= 是）。然后根据过去 3 个月中这些事件的发生频率，圈出相应的数字（0= 从不，1=1 次或很少，等等）。如果某个条目对您不适用，请选择 (0)。

现在请您确认以下问题在您身上是否发生过：	这件事在您身上发生过吗？		过去 3 个月中，这些事件的发生频率？			
	是	否	从不	1次或很少	1次或1周两次	每天或几乎每天
我有过饮酒后宿醉经历。❶	0	1	0	1	2	3
我为自己的饮酒行为而难过。❷	0	1	0	1	2	3
我曾因为饮酒而耽误工作或学业。❸	0	1	0	1	2	3
我的家人或朋友因我饮酒而担心或抱怨过。❹	0	1	0	1	2	3
我喜欢喝啤酒、葡萄酒或白酒。❺	0	1	0	1	2	3
我的工作质量因为饮酒而受到影响。❻	0	1	0	1	2	3
我因饮酒而影响成为优秀父母。❼	0	1	0	1	2	3
饮酒后，我会有入睡困难、睡眠不深、噩梦的困扰。❽	0	1	0	1	2	3
我曾经酒过三巡后驾驶机动车。❾	0	1	0	1	2	3
饮酒使得我服用更多其他的药物。❿	0	1	0	1	2	3
我曾经酒后恶心、呕吐。⓫	0	1	0	1	2	3
我因为饮酒问题而不快乐。⓬	0	1	0	1	2	3
因为饮酒，我不能规律进食。⓭	0	1	0	1	2	3
因为饮酒，我曾辜负了他人的期望。⓮	0	1	0	1	2	3
饮酒能帮助我放松。⓯	0	1	0	1	2	3
我因饮酒问题而感到着愧或有罪恶感。⓰	0	1	0	1	2	3
饮酒时我曾说过或做过令人尴尬的事。⓱	0	1	0	1	2	3
饮酒后我的性情大变。⓲	0	1	0	1	2	3
我曾经酒后尝试过愚蠢的冒险。⓳	0	1	0	1	2	3
我曾因饮酒而陷入麻烦之中。⓴	0	1	0	1	2	3
我饮酒时曾对别人说过尖酸刻薄的话。㉑	0	1	0	1	2	3
我饮酒时曾做过让我后悔的冲动事。㉒	0	1	0	1	2	3
我曾在饮酒时与人发生肢体冲突。㉓	0	1	0	1	2	3

现在请您确认以下问题在您身上是否发生过:	这件事在您身上发生过吗?		过去 3 个月中，这些事件的发生频率?			
	是	否	从不	1次或很少	1次或1周两次	每天或几乎每天
饮酒对我的身体造成了损害。❷❹	0	1	0	1	2	3
饮酒帮助我更积极地生活。❷❺	0	1	0	1	2	3
我因为饮酒而陷入经济困难。❷❻	0	1	0	1	2	3
我的婚姻或恋爱关系因为饮酒受到损害。❷❼	0	1	0	1	2	3
当我饮酒时会抽更多的烟。❷❽	0	1	0	1	2	3
我的容貌因饮酒而显得苍老。❷❾	0	1	0	1	2	3
饮酒伤害到我的家庭。❸⓿	0	1	0	1	2	3
饮酒伤害到我的友谊或亲密关系。❸❶	0	1	0	1	2	3
饮酒使得我体重超重。❸❷	0	1	0	1	2	3
我的性生活因饮酒而受到影响。❸❸	0	1	0	1	2	3
因为饮酒，我对其他业余爱好和运动失去了兴趣。❸❹	0	1	0	1	2	3
当饮酒时，我的社会生活会更加有趣。❸❺	0	1	0	1	2	3
饮酒影响了我的精神生活和道德品质。❸❻	0	1	0	1	2	3
由于饮酒，我不能过我想要的生活。❸❼	0	1	0	1	2	3
饮酒妨碍我的个人成长。❸❽	0	1	0	1	2	3
饮酒已经破坏了我的社会生活、受欢迎程度及名声。❸❾	0	1	0	1	2	3
我因为饮酒而花费或损失了大量金钱。❹⓿	0	1	0	1	2	3

现在请您确认以下问题在您身上是否发生过：	这件事在您身上发生过吗？		过去 3 个月中，这些事件的发生频率？			
	是	否	从不	1次或很少	1次或1周两次	每天或几乎每天
我曾因酒后驾车被拘留过。㊶	0	1	0	1	2	3
我曾经因为饮酒惹上除醉驾以外的法律问题。㊷	0	1	0	1	2	3
我曾因为饮酒而离异或失恋。㊸	0	1	0	1	2	3
饮酒曾使我入学或应聘受影响，或者失学、失业。㊹	0	1	0	1	2	3
我规律饮酒，没有任何麻烦。㊺	0	1	0	1	2	3
饮酒使我失去过朋友。㊻	0	1	0	1	2	3
我曾经在饮酒或醉酒时遭遇意外事故。㊼	0	1	0	1	2	3
我在饮酒或醉酒时，曾自伤自残、烧灼身体。㊽	0	1	0	1	2	3
我曾在饮酒或醉酒时伤害过他人。㊾	0	1	0	1	2	3
我曾在饮酒或醉酒时毁物。㊿	0	1	0	1	2	3

《饮酒者后果清单》属于自评问卷，包括 50 个项目，涉及多个维度，大约需要 5 分钟完成。其信度效度均经过验证，可评估饮酒的后果。除此之外，还有其他多种评估工作，着眼点各有不同，可用于评估饮酒的横断面情况、慢性程度以及影响程度。这些评估方法有许多在临床具有应用价值，提供疾病严重程度的参数，为制订具体治疗计划提供参照。

量表八：标准杯

不同国家所使用的酒具容量不同，健康教育专家和研究人员对标准杯的定义也有所差异。1 标准杯的酒精含量取决于酒精浓度 (体积比 V/V) 和酒具容量体积。不同国家的酒类饮品中酒精浓度不同。WHO 曾做过一次调查：啤酒含有 2%~5% 的纯酒精，葡萄酒含有 10.5%~18.9% 的纯酒精，烈性酒含有 24.3%~90% 的纯酒精，而苹果酒含有 1.1%~17% 的纯酒精。在计算 1 个标准杯中酒精含量时，还要考虑酒精的体积 - 克数换算比。体积 - 克数换算比约是 0.8，即每毫升酒精约相当于 0.8g 纯酒精。饮酒的克数 = 饮酒毫升数 × 酒精度数 ×0.8。

1 个标准杯，在加拿大相当于 13.6g 纯酒精；在英国相当于 8g 纯酒精；在美国相当于 14g 纯酒精；在澳大利亚或新西兰相当于 10g 纯酒精；在日本相当于 19.75g 纯酒精。在 WHO 推荐使用的 AUDIT 第 2 个和第 3 个问题中，一个标准杯相当于 10g 纯酒精。

若按 WHO 规定的 1 标准杯等于 10g 纯酒精来计量我国经常饮用的酒类饮品，大致等量关系如下：

- 1 瓶 750ml 葡萄酒 =9 标准杯
- 1 瓶啤酒 = 2 标准杯
- 1 瓶 500ml 黄酒 (米酒)=6 标准杯
- 50g(1 两)52 度白酒 = 2 标准杯
- 50g(1 两)45 度白酒 = 1.8 标准杯
- 50g(1 两)38 度白酒 = 1.5 标准杯

参考文献

[1]   方丽，肖水源，潘忠 . 长沙市酒后驾驶发生率及相关因素 [J]. 中国心理卫生杂志，2011,25(2):116-121.

[2]   方明昭，孙宝民，樊国珍，等 . 老年期酒依赖的临床特点——附 52 例分析 [J]. 中国心理卫生杂志，2000,14(2):117-119.

[3]   郝伟 . 精神科疾病临床诊疗规范教程 [M]. 北京：北京大学医学出版社，2009.

[4]   胡红星，郝伟 . 酒依赖的遗传学研究进展 [J]. 中国药物依赖性杂志，2010,19(6):440-445.

[5]   李冰 . 酒精使用障碍筛查量表及早期干预 [J]. 中国心理卫生杂志，2003,17(1):12-14.

[6]   李凌江 . 行为医学 [M]. 长沙：湖南科技出版社，2009.

[7]   聂少萍，马文军，李海康，等 . 广东省城市青少年成瘾行为流行状况分析 [J]. 中国学校卫生，2008,28(7):598-600.

[8]   世界卫生组织 . ICD-10 精神与行为障碍分类 [S]. 北京：人民卫生出版社,1993.

[9]   沈渔邨 . 精神病学 [M]. 第 5 版 . 北京：人民卫生出版社,2009.

[10]   汤宜朗 . 酒依赖的形成机制及治疗药物研究进展 [J]. 中国药物依赖性杂志,1998,7(4):198-201.

[11]   Peter M, Raymond SE, Barbara BJ. 精神科躯体问题处理手册 [M]. 王学义，等译 . 北京：北京大学医学出版 ,2009.

[12]   Alex K, Stewart DG. 精神病病例荟萃 [M]. 王学义，主译 . 北京：北京大学医学出版社 ,2006.

[13]   殷凯，赵红军，徐久久，等 . 广西柳州市机动车驾驶员酒后驾驶干预效果分析 [J]. 中华疾病控制杂志，2012, 16(9): 751-754.

[14]   原伟，武新汶，卢怀云，等 . 纳曲酮治疗酒依赖患者的安慰剂双盲对照研究 [J]. 中国药物依赖性杂志,2009,18(4):325-330.

[15]   郝伟 . 精神病学 [M]. 第 7 版 . 主译 . 北京：人民卫生出版社，2013.

[16]   赵敏，郝伟 . 酒精与药物滥用及成瘾 [M]. 北京：人民卫生出版社，2012

[17]   张亚林 . 高级精神病学 [M]. 长沙：中南大学出版社 ,2007.

[18]   Alhassoon OM, Sorg SF, Michael JT, et al. Callosal white matter microstructural recovery in abstinent alcoholics: A longitudinal Diffusion Tensor Imaging Study [J]. Alcohol Clin Exp Res, 2012, 36(11): 1922-1931.

[19]   Anton RF, O'Malley SS, Ciraulo DA, et al. The American Psychiatric Publishing Textbook of Substance Abuse Treatment[M]. 3rd ed. Washington DC: American Psychiatric Publishing, USA, 2004.

[20]   Babor TF, Ritson EB, Hodgson RJ. Alcohol-related problems in the primary health care setting: a review of early intervention strategies [J]. British Journal of Addiction, 1986, 81(1): 23-46.

[21]   Barrick C, Connors GJ.   Relapse prevention and maintaining abstinence in older adults with alcohol-use disorders [J].   Drugs Aging, 2002, 19(8): 583-594.

[22]   Bien T, Miller W.R, Tonigan J.S. Brief interventions for alcohol problems: A review [J]. Addiction, 1993, 88: 315-336.

[23]   Carlson RW, Kumar NN, Wong-Mckinstry E, et al. Alcohol withdrawal syndrome [J]. Crit Care Clin, 2012. 28(4): 549-585.

[24]   Carroll KM, Ball SA, Nich C, et al. Motivational interviewing to improve treatment engagement and outcome in individuals seeking treatment for substance abuse: a multisite effectiveness study [J]. Drug Alcohol Depend, 2006, 81(3): 301-312.

[25]   Carson G, Cox L V, Crane J, et al. Alcohol use and pregnancy consensus clinical guidelines [J]. J Obstet Gynaecol Can, 2010, 32(8 suppl 3): S1-S31.

[26]   Conigrave KM, Saunders JB, Reznik RB. Predictive capacity of the AUDIT questionnaire for alcohol-related harm [J]. Addiction, 1995, 90: 1479-1485.

[27] Conner KR, Pinquart M, Gamble SA. Meta-analysis of depression and substance use among individuals with alcohol use disorders [J]. Journal of Substance Abuse Treatment, 2009, 37: 127-137.

[28] Crepaz N, Marks G. Towards an understanding of sexual risk behavior in people living with HIV:a review of social, psychological and medical findings [J]. AIDS, 2002, 16(2):135-149.

[29] Davis LL, Frazier E, Husain MM, et al. Substance Use Disorder Comorbidity in Major Depressive Disorder: A Confirmatory Analysis of the STAR*D Cohort [J]. Am J Addict, 2006, 15(4): 278-285.

[30] Elholm B, Larsen K, Hornnes N, et al. Alcohol withdrawal syndrome: symptom-triggered versus fixed-schedule treatment in an outpatient setting [J]. Alcohol and Alcoholism, 2011, 46(3): 318-323.

[31] Evelien S, Jacqueline V, Monshouwer K, et al. Family interventions and their effect on adolescent alcohol use in general populations; a meta-analysis of randomized controlled trials [J]. Drug and Alcohol Dependence, 2008, 97(3): 195-206.

[32] Graham AW, Schultz TK, Mayo-Smith MF, et al. Principles of Addiction Medicine [M]. 3rd ed. Chevy Chase, MD: American Society of Addiction Medicine, USA, 2003.

[33] Hao W, Chen HH, Su ZH. China: Alcohol today [J]. Addiction, 2005, 100(6): 737-741.

[34] Hao W, Su ZH, Liu BL, et al. Drinking and drinking patterns and health status in the general population of five areas of China [J]. Alcohol and Alcoholism, 2004, 39(1): 43-52.

[35] Hilton ME. Drinking pattern and drinking problems in 1984: results from a general population survey[J]. Alcohol Clin Exp Res, 1987, 11: 167-175.

[36] Kahan M, Wilson L, Becker L. Effectiveness of physician-based interventions with problem drinkers: A review[J]. Canadian Medical Association Journal, 1995, 152(6): 851-859.

[37] Kleber HD, Weiss RD, Anton RF J, et al. Practice Guidelines for the Treatment of Patients With Substance Use Disorders [M]. 2nd ed. Washington DC: American Psychiatric Publishing, 2006.

[38] Kranzler, HR, Gage A. Acamprosate efficacy in alcohol-dependent patients: summary of results from three pivotal trials [J]. Am J Addict, 2008, 17(1):70-76.

[39] Lewohl JM, Wixey J, Harper CG, et al. Expression of MBP, PLP, MAG, CNP and GFAP in the human alcoholic brain [J]. Alcohol Clin Exp Res, 2005, 29(9): 1698-1705.

[40] Li Y, Jiang Y, Zhang M, et al . Drinking behaviour among men and women in China: the 2007 China Chronic Disease and Risk Factor Surveillance [J]. Addiction, 2011, 106(11): 1946-1956.

[41] Manasco A, Chang S, Larriviere J, et al. Alcohol withdrawal [J]. South Med J, 2012, 105(11): 607-612.

[42] Marlatt GA. Relapse prevention: A self-control program for the treatment of addictive behaviors. In: Stuart RB edited, Adherence, Compliance, and Generalization in Behavioral Medicine [M]. New York: Brunner/Mazel, 1982.

[43] Medina AE. Fetal alcohol spectrum disorders and abnormal neuronal plasticity [J]. Neuroscientist, 2011, 17(3): 274-287.

[44] Bühler M, Mann K. Alcohol and the human brain: A systematic review of different neuroimaging methods [J]. Alcohol Clin Exp Res, 2011, 35(10): 1771-1792.

[45] Moyer A, Finney JW, Swearingen CE, et al. Brief interventions for alcohol problems: A meta-analytic review of controlled investigations in treatment-seeking and non-treatment

seeking populations [J]. Addiction, 2002, 97(3): 279-292.

[46] NICE clinical guideline 115. Alcohol-use disorders: diagnosis, assessment and management of harmful drinking and alcohol dependence [EB/OL] . http://www.nice. org.uk/nicemedia/live/13337/53191/53191.pdf. Issued: February 2011.

[47] Parry C, Rehm J, Poznyak V, et al. Alcohol and infectious diseases: an overlooked causal linkage?[J] Addiction, 2009, 104(3): 331-332.

[48] Paul H, Nicholas L, Elizabeth P, et al. Guidelines for the Treatment of Alcohol Problems. Prepared for the Australian Government Department of Health and Aging. Sydney South West Area Health Service, 2009.

[49] Pfefferbaum A, Rosenbloom M, Rohlfing T, et al. Degradation of association and projection white matter systems in alcoholism detected with quantitative fiber tracking [J]. Biol Psychiatry, 2009, 65(8): 680-690.

[50] Phillips MR, Zhang J, Shi Q. Prevalence, treatment, and associated disability of mental disorders in four provinces in China during 2001-2005: an epidemiological survey [J]. Lancet, 2009, 373(9680): 2041-2053.

[51] Regier D, Farmer M, Rae D. Comorbidity of mental disorders with alcohol and other drug abuse Results from the Epidemiologic Catchment Area(ECA) Study [J]. JAMA, 1990, 264: 2511-2518.

[52] Rehm J, Mathers C, Popova S, et al. Global burden of disease and injury and economic cost attributable to alcohol use and alcohol-use disorders [J]. Lancet, 2009, 373(9682): 2223-2233.

[53] Riddle E, Bush J, Tittle M, et al. Alcohol withdrawal: development of a standing order set [J]. Crit Care Nurse, 2010, 30(3): 38-47.

[54] Rietschel M, Treutlein J. The genetics of alcohol dependence [J]. Ann N Y Acad Sci, 2013, 1282: 39-70.

[55] Riley EP, Infante MA, Warren KR. Fetal alcohol spectrum disorders: an overview [J]. Neuropsychol Rev, 2011, 21(2): 73-80.

[56] Rockville MD. Substance Abuse Treatment and Family Therapy Treatment Improvement Protocol(TIP) Series 39 [M]. USA: Substance Abuse and Mental Health Services Administration, 2004.

[57] Rockville MD. Substance Abuse Treatment: Group Therapy. Treatment Improvement Protocol(TIP) Series 41 [M]. USA: Substance Abuse and Mental Health Services Administration, 2005.

[58] Rosner S, Hackl-Herrwerth A, Leucht S, et al. Acamprosate for alcohol dependence [J]. Cochrane Database Syst Rev, 2010, 8(9): CD004332.

[59] Sauders JB, Aasland OG, Babor TF, et al. Development of the alcohol use disorders identification test(AUDIT): WHO collaborative project on early detection of persons with harmful alcohol consumption- II [J]. Addiction, 1993, 88(6): 791-804.

[60] Scottish Intercollegiate Guidelines Network，The management of harmful drinking and alcohol dependence in primary care [EB/OL] . http://www.sign.ac.uk/guidelines/ fulltext/74/index.html .September 2003 Updated December 2004，ISBN 1899893784.

[61] Skagerstrom J, Chang G, Nilsen P. Predictors of drinking during pregnancy: a systematic review [J]. J Womens Health(Larchmt), 2011, 20(6): 901-913.

[62] Smit E, Verdurmen J, Monshouwer K, et al. Family interventions and their effect on adolescent alcohol use in general population: a meta-analysis of randomized controlled

trials [J]. Drug and Alcohol Dependence, 2008, 97(3): 195-206.

[63] Soyka M，Rosner S. Nalmefene for treatment of alcohol dependence [J]. Expert Opin Investig Drugs, 2010, 19(11): 1451-1459.

[64] Stein M, Herman DS, Trisvan E, et al. Alcohol use and sexual risk behavior among human immunodeficiency virus-positive persons [J]. Expert Opin Investig Drugs, 2010, 19(11): 1451-1459.

[65] Stern TA, Gross AF, Stern TW, et al. Current approaches to the recognition and treatment of alcohol withdrawal and delirium tremens: "old wine in new bottles" or "new wine in old bottles". Prim Care Companion J Clin Psychiatry, 2010;12(3): PCC.10r00991. doi: 10.4088/PCC.10r00991e.

[66] Tang YL, Hao W, Leggio L. Treatments for alcohol-related disorders in China: a developing story [J]. Alcohol, 2012, 47(5): 563-570.

[67] U.S. Department Of Health & Human Services et al. Helping patients who drink too much [EB/OL] http://pubs.niaaa.nih.gov/publications/Practitioner/CliniciansGuide2005/guide.pdf Updated 2005 Edition.

[68] U.S. Department of Health & Human Service. National Institutes of Health, National Institute on Alcohol Abuse and Alcoholism. Helping Patients Who Drink Too Much-- A Clinician's Guide. 2005.

[69] Wang HJ, Zakhari S, Jung MK. Alcohol, inflammation, and gut-liver-brain interactions in tissue damage and disease development [J]. World J Gastroenterol, 2010, 16(11): 1304-1313.

[70] Wilk AI, Jensen NM, Havighurst TC. Meta-analysis of randomized controlled trials addressing brief interventions in heavy alcohol drinker [J]. J Gen Inter Med, 1997, 12(5): 274-283.

[71] World Health Organization-Department of Mental Health and Substance Dependence. Brief Intervention for Hazardous and Harmful Drinking: A Manual for Use in Primary Care. 2001.

[72] Zahr NM, Kaufman KL, Harper CG. Clinical and pathological features of alcohol-related brain damage [J]. Nat Rev Neurol, 2011, 7(5): 284-294.

[73] Zhang JF, Casswell S, Cai HM. Increased drinking in a metropolitan city in China: A study of alcohol consumption patterns and changes [J]. Addiction, 2008, 103(3): 416-423.

[74] Zhou L, Conner KR, Phillips MR, et al. Epidemiology of alcohol use disorders in rural Chinese men[J]. Alcoholism: Clinical and Experimental Research, 2009, 33:1770-1776.

[75] Zhou L, Conner KR, Caine ED, et al. Epidemiology of alcohol use in rural men in two provinces of China [J]. J Stud Alcohol Drugs, 2011, 72(2): 333-340.

[76] Zhou XH, Su ZH, Deng HQ, et al. A comparative survey on alcohol and tobacco use in urban and rural populations in the Huaihua District of Hunan Province, China [J]. Alcohol, 2006, 39(2): 87-96.

图书在版编目（CIP）数据

酒精相关障碍的诊断与治疗指南 / 郝伟主编. —北京：人民卫生出版社，2014

ISBN 978-7-117-18707-7

Ⅰ．①酒…　Ⅱ．①郝…　Ⅲ．①醇中毒－精神障碍－诊疗－指南　Ⅳ．①R749.6-62

中国版本图书馆 CIP 数据核字（2014）第 057901 号

人卫社官网	www.pmph.com	出版物查询，在线购书
人卫医学网	www.ipmph.com	医学考试辅导，医学数据库服务，医学教育资源，大众健康资讯

酒精相关障碍的诊断与治疗指南

主　　编：郝　伟
出版发行：人民卫生出版社（中继线 010-59780011）
地　　址：北京市朝阳区潘家园南里 19 号
邮　　编：100021
E - mail：pmph @ pmph.com
购书热线：010-59787592　010-59787584　010-65264830
印　　刷：三河市宏达印刷有限公司
经　　销：新华书店
开　　本：710×1000　1/16　印张：14.5
字　　数：292 千字
版　　次：2014 年 4 月第 1 版　2015 年 5 月第 1 版第 2 次印刷
标准书号：ISBN 978-7-117-18707-7/R · 18708
定　　价：69.00 元

打击盗版举报电话：010-59787491　E-mail：WQ @ pmph.com
（凡属印装质量问题请与本社市场营销中心联系退换）